Gabriela Biasini

Natürlich Falten weg

AKUPRESSING:
die sanfte Methode
für ein jugendliches
Aussehen

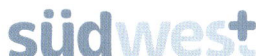

Danksagung

Ich danke meinem Ehemann Daniel, der mich mit seiner Geduld unterstützt hat, wo er konnte. Meinen lieben Freundinnen, Gisela, die mit ihren Zeichnungen, zu meinem Buch beigetragen hat und Brigitte, die mit Ihrem kreativen Blick die Bilder zu meinem Buch ausgesucht hat und die schönen Fotos von mir gemacht hat. Wie viel Arbeit in einem Buch steckt, weiß nur jemand der eines geschrieben hat. Und wenn man glaubt, man wäre endlich fertig, geht es weiter. Ich danke allen, die an meinem Buch so kreativ mitgearbeitet haben.

Vorwort

Dieses Buch ist pragmatisch, nicht spirituell oder esoterisch. Es ist ein praktischer Ratgeber zum Erkennen und Benützen seines eigenen ICHs und seines Körpers. Sie brauchen dafür nicht tief in das Studium der Metaphysik einzudringen. Wer aber gute Ergebnisse aus diesem Buch ziehen möchte, sollte die neusten Erkenntnisse der Wissenschaft im ersten Teil für sich als Grundlage nutzen. Um dann, im zweiten Teil in Aktion zu gehen. Glatte Haut lässt sich auch mit gezielter Ernährung und einem bewussten Lebensstil unterstützen – darum geht es im dritten Teil.

INHALT

Liebe Leserin & lieber Leser!

Mein Name ist Gabriela Cooleen Biasini. Ich bin Heilpraktikerin, seit 1993 mit eigener Praxis. Meine Basis bilden das Wissen der Naturheilkunde und Akupunktur nach Matsumoto (japanische Stichtechnik), Auriculotherapie (Dr. Raphael Nogier*), Kinesiologie sowie Phytologie und Homöopathie. Und das, was ich in 25 Jahren jeden Tag vom Leben und meinen Patienten gelernt habe. Heute gebe ich dieses Wissen, die Kunst der Selbstheilung, weiter – in diesem Buch, in Basic Natural Healing-Seminaren und in meinen Beauty-Workshops (www.beautyohnescalpel.com).
Das ist eine lange Zeit, und dennoch ist es bereits mein „zweites Leben". Davor arbeitete ich als Model in Europa und den USA und lief zwölf Jahre lang für die großen Modehäuser in Paris und Mailand über den Laufsteg. Auf meine Gesundheit und meine Schönheit habe ich natürlich schon immer geachtet, mich gut ernährt, viel Sport gemacht, mich für Makrobiotik interessiert und nie den Spaß am Leben verloren. Doch erst mit der Ausbildung zur Heilpraktikerin in Tibet und Frankreich sowie an der Hessischen Heilpraktiker-Fachschule kam noch eine neue Lebensqualität hinzu: Ich nehme nun auch bewusst Einfluss auf mein Denken und Fühlen.
Seit Jahren bin ich ein großer Fan von Facelifting durch Akupunktur. Das Ergebnis ist ein Facelifting ohne die Wunden, Schwellungen und Risiken, die eine Schönheitsoperation mit sich bringt. Ich nutze diese kosmetische Akupunktur seit vielen Jahren erfolgreich für meine Mutter und meine Patienten – und natürlich für mich selbst. Diese besondere Form der Gesichtsakupunktur basiert auf 2000 Jahre altem chinesischem Wissen, der Ohr- und Schädelakupunktur. Sie reduziert Falten ohne chirurgischen Eingriff – und lässt sie manchmal sogar ganz verschwinden.
Mit den Jahren fand ich heraus, dass man die Stimulierung mit Nadeln durch einfaches Pressen mit den Fingern ersetzen kann. Die Wirkung ist nicht so intensiv, doch mit ein wenig Ausdauer erzielt man ebenfalls gute Ergebnisse – ganz ohne Piekser. Jeder kann diese völlig schmerzfreie Antifalten-Akupressur lernen und zu Hause selbst anwenden. Je früher man damit anfängt, umso länger kann der Alterungsprozess hinausgezögert werden. Ich wünsche mir, dass in Zukunft noch mehr Menschen von dieser natürlichen Verjüngungsmethode erfahren und profitieren.

An wen sich dieses Buch richtet

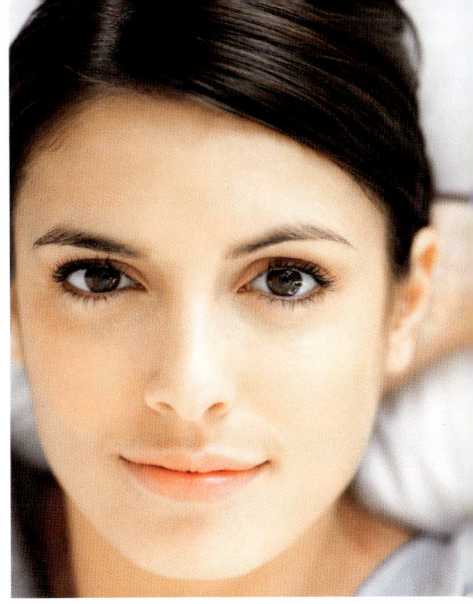

Mit meiner Methode des Facelifting durch Akupressur zeige ich Menschen einen Weg, sich in
ihrer Haut wohlzufühlen. Es richtet sich an alle
meine Freundinnen, Kolleginnen und Frauen,
die ohne Falten altern möchten, aber auch an
diejenigen, die bereits geliftet worden sind und
für die eine solche Behandlung nicht mehr in-
frage kommt. Die natürliche Re-Aging-Methode
funktioniert auch bei Frauen in der Prä- oder
Menopause, und natürlich können auch Männer
die Zeichen der Zeit mit Facelifting durch Akupressur aufhalten.
Das Akupressing ist keine Technik mit Soforteffekt, sie bewirkt vielmehr eine Ver-
langsamung der Zellalterung, wenn sie regelmäßig über ein Jahr praktiziert wird.
Ich empfehle das Akupressing daher für die Zielgruppe der verjüngungswilligen
Frauen und Männer zwischen 35 und 70 Jahren. Eine gute Nachricht für Sie: Vor
allem in den letzten Jahren gab es viele neue wissenschaftliche Erkenntnisse zum
Thema „Anti-Aging", die Körper, Verstand und Bewusstsein betreffen. Sie beschrei-
ben, welche Möglichkeiten wir haben, unser wirkliches Potenzial jetzt zu aktivieren.
Folglich können mit diesen neuen Techniken auch spontane körperliche Veränderungen eintreten. Das bedeutet: Selbst wenn Sie nur eine Technik aus diesem Buch
nutzen, ist es möglich, Ihr Bewusstsein um einiges zu erhöhen.
Wer einen schnellen Effekt wünscht oder stark unter den äußeren Zeichen des Äl-
terwerdens leidet, kann das Akupressing mit anderen Methoden kombinieren, wie
mit der Laserakupunktur, Elektroakupunktur, Unterspritzungen mit Hyaluronsäure
oder der Einnahme von Hyaluronsäure-Kapseln und Algen-Kapseln, um die Zellerneuerung durch körpereigene Stammzellen zu aktivieren. Oder Sie benutzen eine
Creme aus natürlichen Ölen und Blaualgen oder einem Astragaluswurzel-Extrakt,
der gut bioverfügbar ist. Auch trägt die Entgiftung von innen nach außen (siehe
Seiten 49 und 54) ungeheuer viel zu Ihrer Schönheit bei. Einen Versuch ist es wert!

Die ganzheitliche Anti-Falten-Akupressur

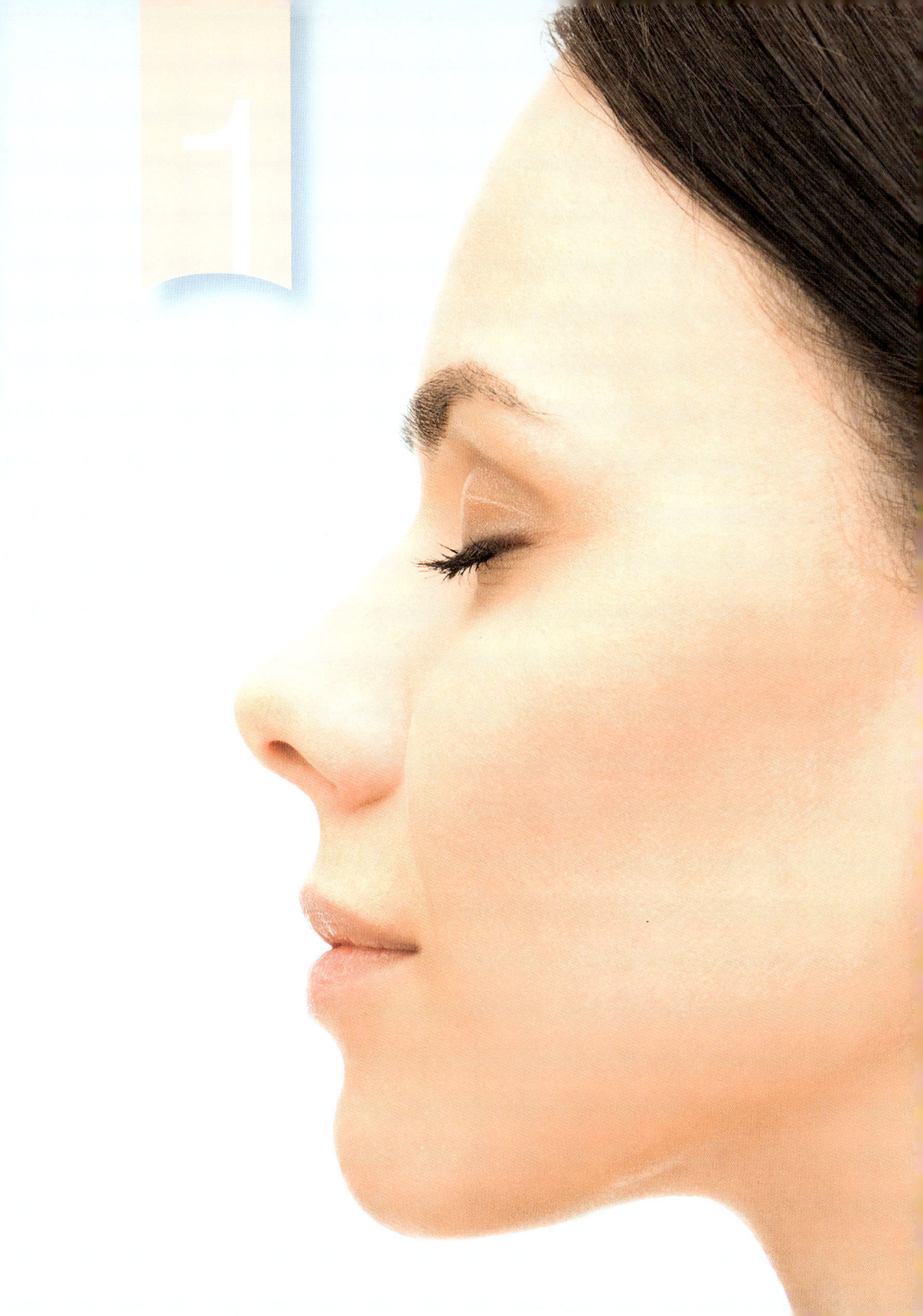

Ich weiß: Schönheit ist nicht alles im Leben. Es geht auch nicht darum, Idealen aus Mode und Werbung hinterherzujagen. Im Vordergrund steht das eigene Ich. Dies gilt es zu fördern, indem man seine eigene Persönlichkeit gezielt stärkt und unterstreicht, mit dem Ziel, man selbst zu sein! Rund 780 Akupunkturpunkte besitzt jeder Mensch, rund 50 befinden sich auf Gesicht und Dekolleté. Diese Punkte kann man gezielt durch Pressen mit den Fingern oder mithilfe eines Softlasers oder der Elektroakupressur aktivieren und so Gesichts- und Halsmuskeln stimulieren sowie Stoffwechsel und Zellerneuerung anregen. Bei diesem Facelifting bedarf es keiner Heilung, weil die Schönheit von innen kommt. Klar, dass so auch das Selbstbewusstsein wächst und man von innen heraus strahlt.

Ein japanischer Facelifter in Paris

Ich entdeckte die sanfte Form des Faceliftings durch Akupunktur während meiner Model-Zeit in einer Beauty-Praxis in Paris. Damals buchte ich zehn Sitzungen bei Dr. med. Sao Vu-Dinh, einem japanischen Meister der Akupunktur – und war vom Ergebnis begeistert: Nach der Behandlung war meine Haut glatter und spannte sogar leicht, das Gesicht sah frischer und jünger aus, was an der besseren Durchblutung lag. Um das Ergebnis zu halten, ging ich über einen Zeitraum von 90 Tagen zweimal wöchentlich zu Dr. Sao Vu-Dinh und ließ mir von ihm Nadeln setzen. Er erklärte mir, dass durch die Akupunkturbehandlung jede Zelle meines Körpers stimuliert und auf Regeneration eingestellt und der Forever-young-Effekt so jahrelang anhalten würde – wenn ich mich regelmäßig einmal im Monat selbst behandelte. Natürlich machte ich weiter und stellte mir das Ergebnis bereits bildlich vor! Ich nutzte diese besondere Form der Gesichtsakupunktur gegen Falten auch später bei meiner Arbeit als Heilpraktikerin.

Kaiser Matos Rezept für eine glatte Haut

Schon im China der Ming-Dynastie (1368–1644) wünschten sich die Menschen, für immer jung auszusehen. Eine glatte Haut stand für Schönheit, Anerkennung und

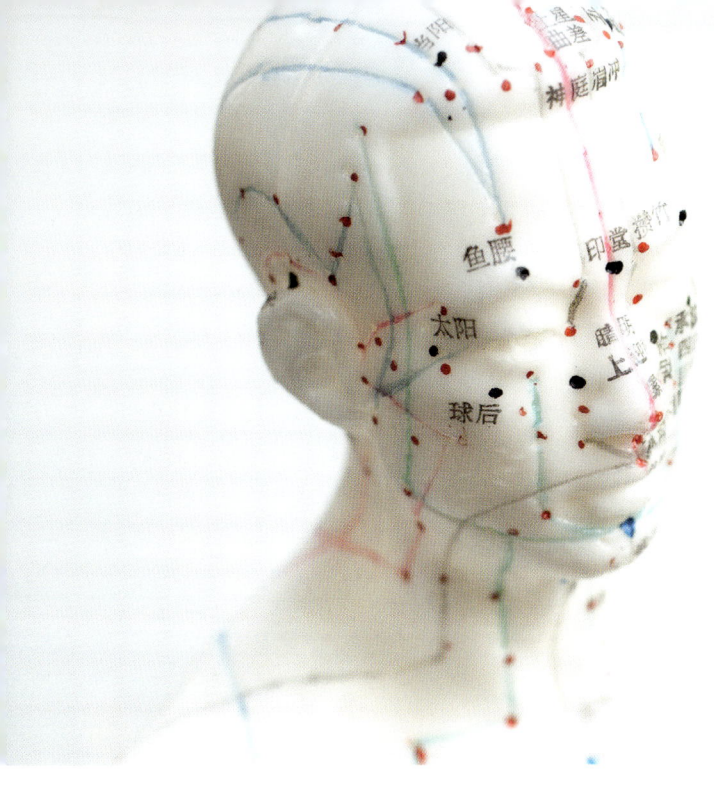

Reichtum. Am kaiserlichen Hof ging dieser Jugendlichkeitswahn sogar so weit, dass die Frauen von ihren Ehemännern verstoßen wurden, sobald sich bei ihnen die ersten Fältchen um Augen und Mund zeigten. Einer Legende nach ist die Technik des Liftings durch Akupunktur in dieser Zeit entstanden. Kaiser Mato und seine Frau Sato waren ein Herrscher-Ehepaar in der Zeit der Ming-Dynastie. Eines Morgens entdeckte die Kaiserin voller Entsetzen die ersten Falten in ihrem bis dahin makellosen Gesicht. Wohl wissend, was das bedeutete, verfiel sie in eine tiefe Depression. Ihr Mann, der Kaiser, aber dachte nicht daran, sie zu verstoßen. Er suchte stattdessen nach einer Lösung, um mit seiner Frau zusammenbleiben zu können. Er holte sich Rat bei jemandem, der die Weisheit in sich trug – einem Meister der Akupunktur. Dies waren seinerzeit Wissenschaftler, die höchstes Ansehen genossen, sie waren Priester und Mediziner zugleich. Der Meister, den Kaiser Mato ins Vertrauen zog, war bereit, den Eheleuten zu helfen. Er entwickelte eine Technik und setzte Nadeln in die Haut, um die Entstehung von Falten zu verzögern. Das Ergebnis konnte sich sehen lassen: Mithilfe der Nadeln schaffte es der Akupunktur-Meister, den menschlichen Alterungsprozess eines Jahres auf den eines Monats zu reduzieren. Kaiserin

Sato, so die Legende, behandelte er insgesamt 17 Jahre lang, also eine Zeitspanne, die sie augenscheinlich nur 17 Monate altern ließ. Ihr Mann, Kaiser Mato, war von der Behandlungskunst des großen Meisters und der jugendlichen Schönheit seiner Frau begeistert – und sie lebten glücklich weiter und wurden gemeinsam alt. Dies war die Geburtsstunde des Liftings durch Akupunktur – doch die chinesischen Mediziner hüteten ihre Kunst als Geheimnis. Es existieren daher keine schriftlichen Überlieferungen aus dieser Zeit, die Positionen dieser Akupunkturpunkte wurden nur mündlich weitergegeben, vom Meister an den Schüler und das bis heute.

(Die Namen der Herrscher sind frei erfunden, wobei die Legende den geschichtlichen Überlieferungen entspricht.)*

Kleine Geschichte der Akupunktur

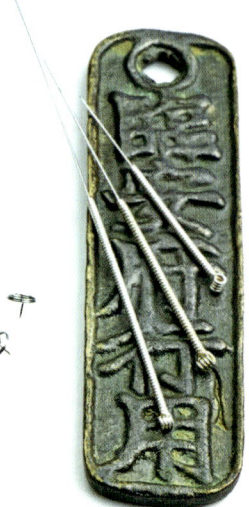

Die Akupunktur ist eines der ältesten Heilverfahren überhaupt, sie wurde bereits vor über 4000 Jahren im alten
China und Japan erfolgreich angewendet. Man findet
zum Beispiel etwas darüber im Huangdi Neijing, einer Sammlung chinesischer Schriften aus dem späten
zweiten und ersten Jahrhundert v. Chr., die als Dialoge
zwischen dem Gelben Kaiser Huangdi und verschiedenen
Gesprächspartnern strukturiert sind. In diesen Dialogen
wird die Akupunktur bereits recht systematisch dargestellt, auch die Beziehung zwischen Ohrmuschel und den
inneren Organen ist darin erläutert: „Das Ohr ist der Ort,
wo sich alle Meridiane treffen."
Im 19. Jahrhundert wurde durch die Opiumkriege mit
Großbritannien das alte chinesische System aufgebro-
chen. Die Eindringlinge aus dem Westen hielten Akupunktur für Aberglauben und
verboten den Menschen, sie zu praktizieren. Erst durch Mao Tse-tung und sein
Bestreben, die Eigenständigkeit Chinas zu stärken, knüpften die Menschen auch im
Bereich der Medizin wieder an traditionelle Methoden an. Die Akupunktur beruht
auf der Erkenntnis, dass zwischen Punkten in verschiedenen Hautarealen, dem

Gewebe und den Organen Verbindungen und Beziehungen bestehen. Das Stimulieren der Akupunkturpunkte dient zur Kräftigung der Organe, lindert Schmerzen oder behebt Wehwehchen und Krankheiten. Inzwischen setzt auch der Westen auf diese Therapieform – vor allem in Bereichen, wo die Schulmedizin wenig ausrichten kann oder mit starken unerwünschten Nebenwirkungen zu rechnen ist, etwa bei psychosomatischen Erkrankungen oder chronischen Schmerzzuständen.

Doch die Akupunktur vermag noch mehr: Durch Zufall entdeckten Wissenschaftler während ihrer Arbeit in China, dass sich die Patienten durch Akupunktur auch in ihrem Äußeren veränderten. Nach der Behandlung war ihre Haut merklich straffer und wurde besser durchblutet, Fältchen bildeten sich zurück, die Patienten hatten einen strahlenden Teint. Die medizinische Fachwelt wurde aufmerksam, forschte weiter in dieser Richtung und kam so zu revolutionären Ergebnissen, die auch außerhalb Chinas auf breites Interesse stießen. Damit war eine Akupunkturmethode geboren, die mit der pflegenden Kosmetik zur „Kosmetischen Akupunktur" kombiniert wurde.

Modernes Facelifting mit Akupressur

Da ich bei meiner besonderen Methode des Faceliftings sämtliche Akupunkturpunkte nicht mit Nadeln, sondern mit einem Druckstift oder einfach mit dem Finger presse und stimuliere, spreche ich im weiteren Verlauf des Buchs korrekterweise von „Facelifting durch Akupressur." Akupressur basiert auf der Vorstellung, dass alle Beschwerden auf Störungen des Energieflusses (Qi) im Körper zurückzuführen sind. Durch sanften Druck auf bestimmte Hautpunkte werden die Energiebahnen von außen stimuliert und Blockaden gelöst, das Gleichgewicht wird so wiederhergestellt.

Die Anwendung der Akupressur im Gesichtsbereich unterstützt das Zellwachstum und stärkt die Gesichtsmuskulatur. Bei regelmäßiger Behandlung werden Falten geglättet, und das Gesicht entspannt und verjüngt sich.

Behandlungseffekte von Facelifting durch Akupressur

1. Durchblutung anregen Durch die Stimulierung genau definierter Punkte werden Durchblutung und Lymphfluss gesteigert, die Gesichtsmuskulatur angeregt und besser durchblutet. Die Haut sieht wesentlicher entspannter aus.

2. Gewebe straffen Durch die vermehrte körpereigene Kollagenproduktion wird das Gewebe insgesamt gestärkt, was wiederum schlaffe Gesichtszüge strafft. So lassen sich auch die Falten an der Stirn mindern, Krähenfüße reduzieren und die Nasolabialfalten behandeln. Das Gesicht wirkt gesünder und jünger.

3. Hautelastizität verbessern Die Haut spannt sich wieder straff und fest übers Gesicht, Falten werden geglättet.

4. Bindegewebe stärken Die Ernährung, Entschlackung und Feuchtigkeitsaufnahme der Haut werden verbessert, das Bindegewebe festigt sich, die Haut sieht wieder voller, feinporiger, rosig, glatt und gesund aus.

5. Ausstrahlung steigern Die Augen hellen sich auf und glänzen wieder. Diese Vorteile will mit Sicherheit keine Frau missen! Auch andere Körperstellen, wie Falten im Dekolleté-Bereich und Cellulite, können mithilfe der Re-Aging-Akupressur positiv beeinflusst werden. Studien zeigen, dass Akupressing gute Behandlungsergebnisse bei Hautkrankheiten wie Neurodermitis, Ekzemen, Akne, Rosacea, Psoriasis und Warzen bewirkt.

Fließt das Qi, freut sich die Haut

Um Gesundheit und Wohlbefinden zu fördern, ist es wichtig, den Fluss der Energie (Qi) in den Meridianen anzuregen und zu stärken. Auf allen Meridianen liegen

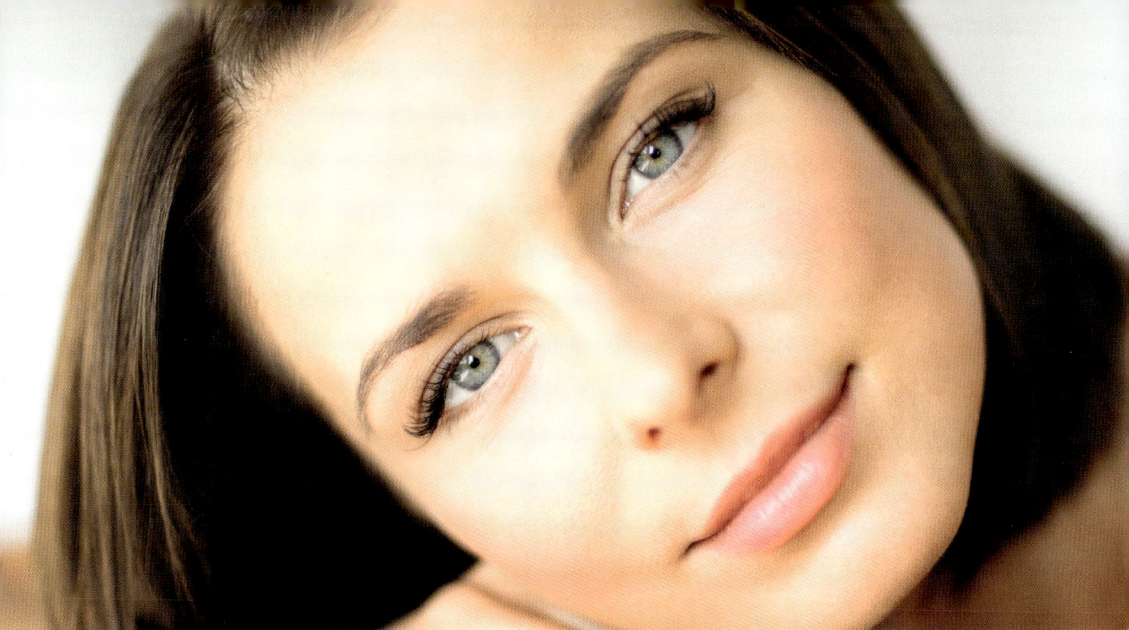

Punkte, die man stimulieren kann, um erkrankte die Organe zu heilen. Dieses hochentwickelte Medizinsystem ist über 3000 Jahre alt und behandelt die *Ursachen* einer körperlichen Störung – und nicht deren Symptome. So wie in den Blutgefäßen das Blut zirkuliert und den Körper mit Nährstoffen und Sauerstoff versorgt, wird in den Meridianen die Lebensenergie durch den Körper zu allen Organen geleitet. Die Meridiane koordinieren die vegetativen, emotionalen und physischen Abläufe. Die Lebenskraft oder Energie, die in ihnen fließt, treibt alle Prozesse im Körper an, die uns am Leben erhalten und für Harmonie, Gesundheit und Lebensfreude sorgen. Diese unsichtbaren Leitbahnen durchziehen neben den sichtbaren Leitbahnen wie Venen, Arterien, Lymph- und Nervenbahnen den ganzen Körper. In der chinesischen Medizin gibt es 12 „Hauptmeridiane", die paarig am Körper verlaufen und eine Vielzahl weiterer Meridiane, die zum jetzigen Zeitpunkt noch nicht vollständig erforscht sind. Da die 12 Hauptmeridiane direkt unter der Hautoberfläche liegen, sind sie auch hervorragend empfänglich für die Akupressur. Gerade im Gesicht konzentriert sich ein Teil der Hauptmeridiane, die den Energiefluss des Körpers regeln. Sie spiegeln alle inneren Organe wider. Auf unserer Gesichtshaut zeigt sich unser emotionales und physisches Wohlbefinden. Ebenfalls wichtig: Im Gesicht dominiert der Magenmeridian. Wenn Sie an ihm arbeiten, stärken Sie damit auch die neurologische Versorgung Ihres Gesichts.

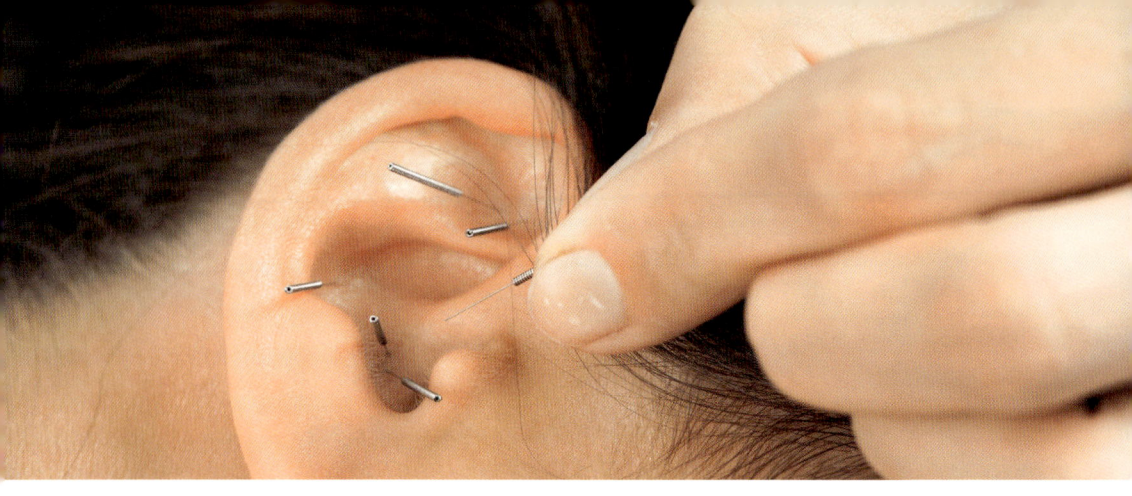

Was hat das Ohr mit der Schönheit zu tun?

Eine gute Ergänzung zum Gesichtsakupressing ist die Auriculotherapie oder Ohr-akupunktur. Die Auriculotherapie (von lateinisch *auris* = Ohr) ist ein von dem franzö-sischen Mediziner Paul Nogier entwickeltes Diagnose- und Therapiekonzept.
Im „Huangdi Neijing", bekannt als eines der ersten Standardwerke der chinesi-schen Medizin (oder „Buch des Gelben Kaisers") steht geschrieben, dass sich in der Ohrmuschel alle Meridiane treffen, die auf diese Weise direkt mit den Organen im Körper verbunden sind. Auf-fallend ist die Lage der Akupunkturpunkte im Ohr. Projiziert man das Bild eines zusammengekauerten Embryos mit abwärts gerichtetem Kopf auf das Ohr, so bemerkt man eine Übereinstimmung der Ohr-reflexpunkte mit den Organen und Körperregionen des Embryos. Diese Anordnung mag zunächst erstaunen, findet sich aber in anderen Reflexzonensystemen, z. B. der Füße oder der Iris, in etwas abstrakterer Form ebenfalls wieder. Das Ohr verfügt über einhundert Reflexpunkte, von denen man auch einige für die Schönheitsbehandlung nutzen kann, weil man hier alle Hormon-Punkte findet, die Substanzen und Nährstoffe für Haut und Wohlbefinden aktivieren (s. Zusammen-hang Hormone und schöne Haut Seite 55 ff.).

PROJEKTION DER MENSCHLICHEN ANATOMIE AUF DAS OHR

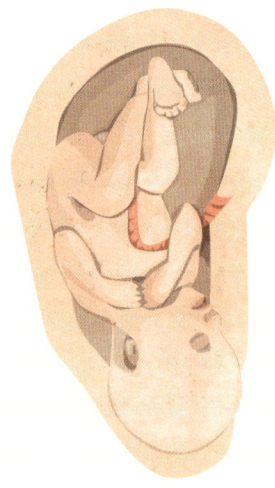

Reizt man einen Punkt in der Ohrmuschel mit dem Druckstift oder Finger, läuft das so ausgelöste Signal auf extrem kurzem Weg zur *Formatio reticularis* (Schaltstelle im Gehirn) und von dort weiter zum jeweiligen Erfolgsorgan im Körper. Ein Pickel in der Magenzone des Ohres würde zum Beispiel darauf hinweisen, dass der Magen überfordert und aus dem Rhythmus geraten ist. Mit den Ohrreflexzonen kann man auf diese Steuerung einwirken, gleichzeitig Magenschleimhautreizungen beruhigen und Sodbrennen erfolgreich in den Griff bekommen. Die Ohrakupunktur ist nebenwirkungsfrei – nicht zu empfehlen ist sie nur bei entzündeten oder verletzten Ohren, Infektionen und wenn die betreffenden Reflexpunkte extrem druckempfindlich sind.

Sanfter als Pieksen, natürlicher als Botox

Das Ergebnis von Akupressing ist ein Facelifting ohne die Wunden, Schwellungen und Risiken, die eine Operation mit sich bringt. Das Facelifting durch Akupressur ist eine sehr effektive Methode zur Behandlung von Falten.
Je früher man mit der Akupressur beginnt, umso weiter kann der Alterungsprozess hinausgezögert werden. Gesichtsverjüngung durch Akupressur bedeutet Entspannung und Wohlgefühl für Haut und Seele. Die Muskeln werden aktiviert, das Bindegewebe gestrafft, die Gifte ausgeleitet. Der Unterschied zur Botox-Behandlung besteht darin, dass das Nervengift genau das Gegenteil bewirkt: Mit Botulinum erschlaffen die Muskeln, und Sie haben das Gift in Ihrem Körper, das sich im Bindegewebe einkapselt.

Die Akupressur hat den enormen Vorteil, dass man sie mit etwas Übung relativ einfach und ohne Hilfsmittel anwenden kann. Wenn man keinen Druckstift zur Hand hat, reichen auch die Finger völlig aus. Akupressing ist leicht zu erlernen und hat keinerlei Nebenwirkungen. Die Anwendung der Akupressur im Gesicht unterstützt das Zellwachstum und stärkt die Gesichtsmuskulatur. Bei regelmäßiger Behandlung glätten sich vorhandene Falten und das Gesicht bekommt eine entspannte und jüngere Ausstrahlung.

Natürliches Anti-Aging

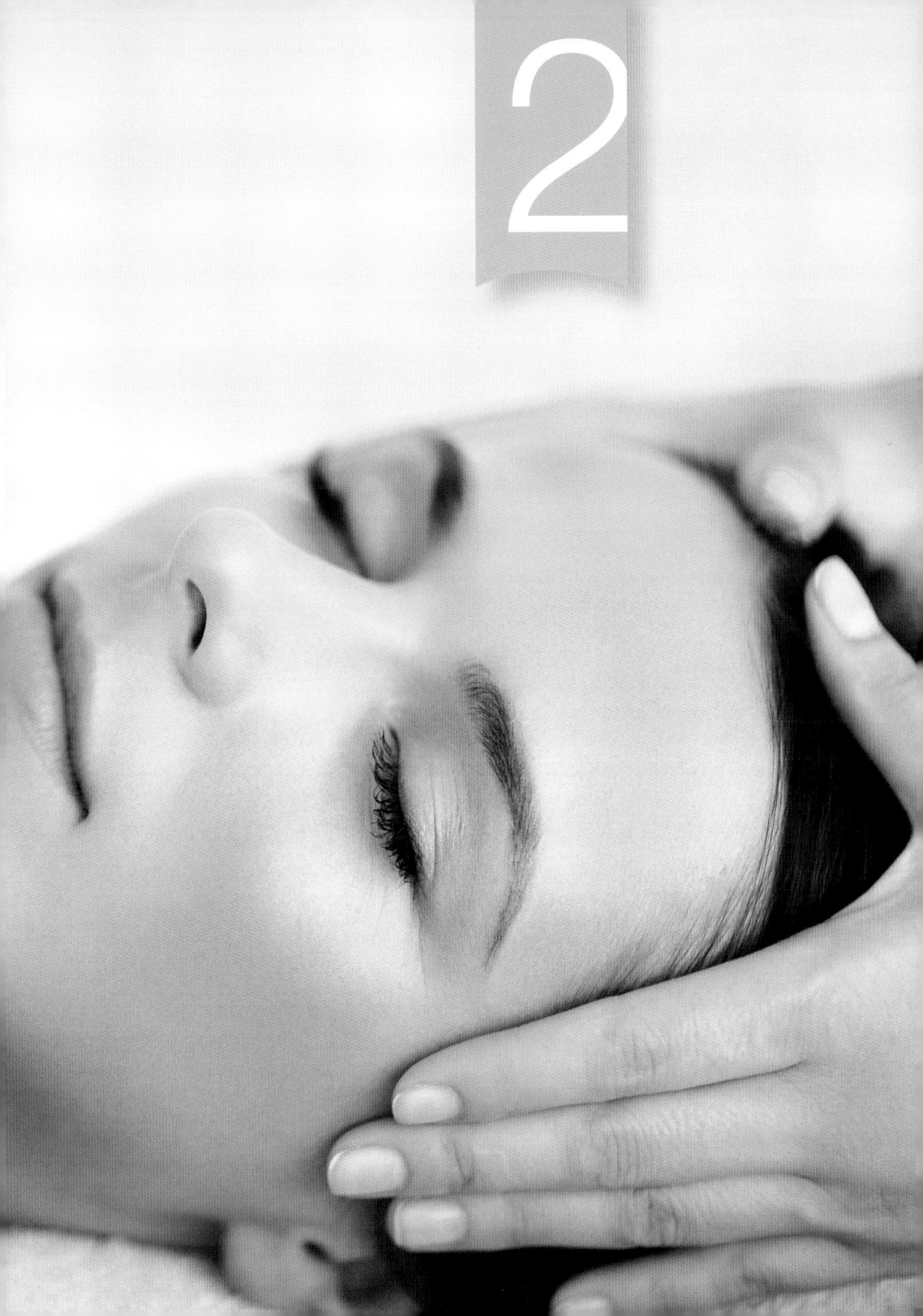

2

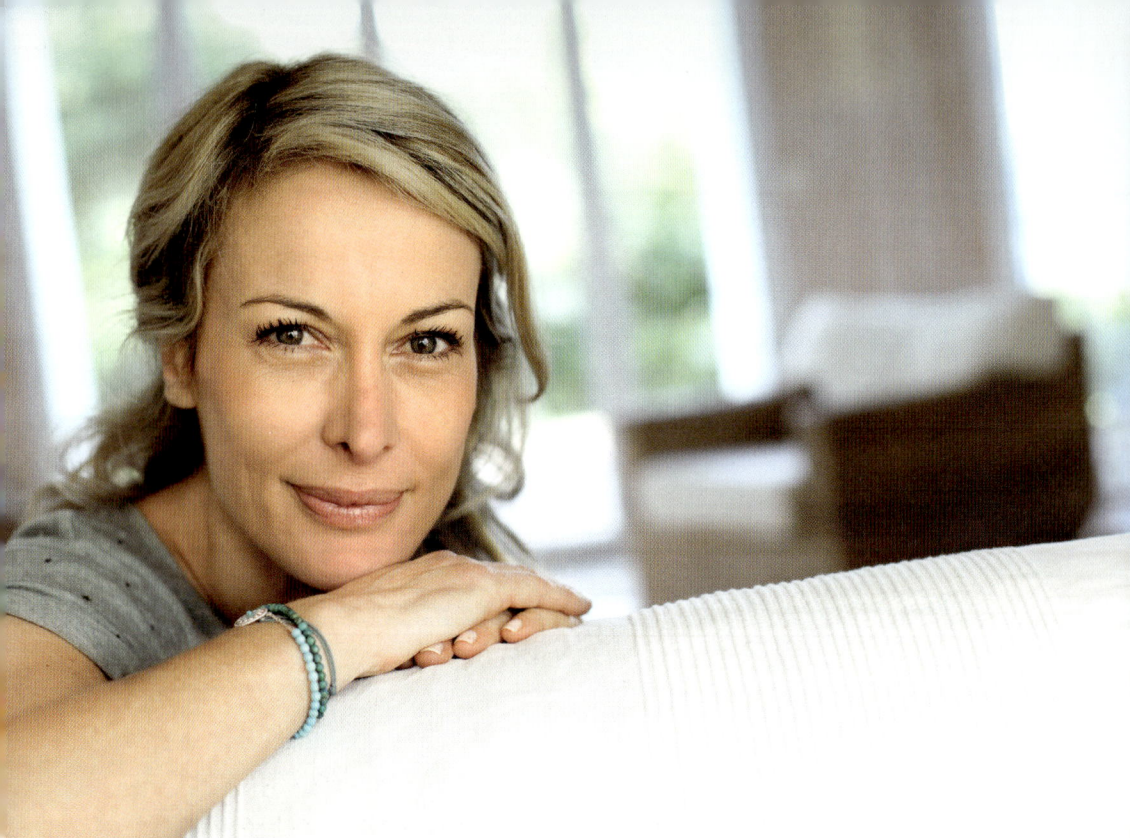

Ein Leben lang jung und vital zu bleiben, wünschen wir uns alle. Wir müssen aber auch etwas dafür tun und zwar auf allen Ebenen: körperlich, mental, emotional und spirituell. Wissenschaftliche Untersuchungen zeigen, dass es eine Kombination verschiedener Effekte braucht, um den Verjüngungsprozess in Gang zu setzen. Niemand ist seinen Genen (Erbanlagen) schicksalhaft ausgeliefert, auch wenn wir gerne behaupten, dass jemand gute oder schlechte Gene besitze. Inzwischen weiß man, dass jeder Mensch die Möglichkeit hat, seine Realität selbst zu wählen, danach zu leben und auf diese Weise seine Gene an- oder abzuschalten. Dieses Wissen um unsere ureigenen Kräfte ist übrigens keine neue Erkenntnis, das besaßen schon die alten Meister und Lehrer – es handelt sich dabei um die alten Texte von Su Wen, Ling Shu und Nan Ching, die die wichtigsten Grundlagen der Traditionellen Chinesischen Medizin bilden. Diese wandten dieses Wissen mithilfe der Akupunktur erfolgreich an. Und darum geht es auch in diesem ganzheitlichen Ratgeber, der Ihnen helfen wird, sich auf allen Ebenen zu verjüngen und zu entfalten.

In Ihrem Körper lebt eine Intelligenz

Auch die neuen Erkenntnisse des Reverse-Aging, die Umkehrung der Körperalterung, werden Sie dabei unterstützen, den Verjüngungsprozess in Gang zu setzen, indem Sie Kontakt mit Ihrer Körperintelligenz aufnehmen. Das ist dieselbe Intelligenz, die Sie erschaffen hat und die Ihren Körper sich immer wieder regenerieren lässt. Wie kann ich mich mit dieser Intelligenz verbinden? Indem Sie sich diese Frage einfach mal stellen und so Ihr Bewusstsein aktivieren. Das Bewusstsein ist nicht der Verstand oder das Gehirn. Das Bewusstsein beeinflusst Ihre Gedanken. Und mit Ihren Gedanken können Sie die Biochemie in Ihrem Gehirn verändern (s. Seite 64ff.). Dadurch entstehen neue Vernetzungen im Gehirn, Sie erschaffen neue Nervenbahnen, stärken Ihre Intuition, und die Verjüngung kann beginnen. Mit dem Akupressing üben Sie etwas Neues ein, mithilfe einfacher Anleitungen führe ich Sie Schritt für Schritt zu dem Aussehen, das Sie sich schon immer gewünscht haben. Das Akupressing bietet Ihnen aber nicht nur eine fantastische Möglichkeit sich zu verjüngen, es wird auch Ihr Selbstbewusstsein stärken. Wenn alle Organe im Gleichgewicht sind, kann Ihre Energie ungestört fließen. Schönheit vollzieht sich von innen nach außen: Kommen Sie mit auf eine Reise durch Ihren Körper und drehen Sie Ihre biologische Uhr auf eine ganzheitliche Art und Weise zurück!

„Nicht die Gene kontrollieren dich, du kontrollierst die Gene!
Und zwar so, wie du in Beziehung zur Welt stehst.
Der Geist ist der Interpret, das Gehirn ist der
Chemiker, die Interpretation bewirkt unterschiedliche chemische
Mischungen. Was auch immer du in der Welt siehst, es verursacht
unterschiedliche chemische Mischungen. Diese gelangen in dein Blut
und verändern das Schicksal deiner Zellen.
So einfach ist das mit der Verbindung zwischen Körper und Geist."

Prof. Bruce Lipton, amerikanischer Zellbiologe

Die drei Prinzipien der Reverse-Aging-Medizin

1. Zunächst wird die **persönliche Lebensführung** überprüft (durch ganzheitliche Diagnoseverfahren) und gegebenenfalls angepasst. Dazu gehören eine ausgewogene natürliche **Ernährung,** ausreichend **Bewegung** und ein **mentales, emotionales und geistiges Training.**

2. Das zweite Prinzip heißt **Vitalstoffe,** sie helfen dem Körper mit genau abgestimmten Vitaminen, Mineralien, Spurenelementen und Antioxidantien beim Kampf gegen freie Radikale in den Mitochondrien. Diese Vitalstoffe, wie im Buch beschrieben, z. B. Resveratrol oder Coenzym Q10, sind auch für die Funktion vieler Enzyme und zum Aufbau und Erhalt aller Körperstrukturen unverzichtbar.

3. Die Hormonsubstitution; sie erfolgt mit natürlichen Hormonen, die es heute als Gels oder Cremes gibt (lassen Sie sich von Ihrem Arzt beraten). Alternativ oder ergänzend dazu empfehle ich:
1. Hormon-Yoga
2. Fünf Tibeter
3. Thymus beklopfen
4. Hormonpunkte im Ohr pressen
5. Hormone mithilfe der Nahrung substituieren.

Alle drei Prinzipien werden in diesem Buch mitbehandelt.

Die Haut: Ort des Geschehens

Bevor ich nun genauer auf den Zusammenhang zwischen Falten und unseren Organen, Hormonen, Gefühlen, Gedanken und der Ernährung eingehe, werfen wir einen Blick auf die Haut – der Ort, an dem Falten entstehen. Die *Cutis*, so ihr lateinischer Name, ist mit ungefähr zwei Quadratmetern das größte (Sinnes-)Organ des Menschen. Die gesamte Haut eines Menschen wiegt etwa 2 bis 3,5 Kilogramm.

AUFBAU DER HAUT

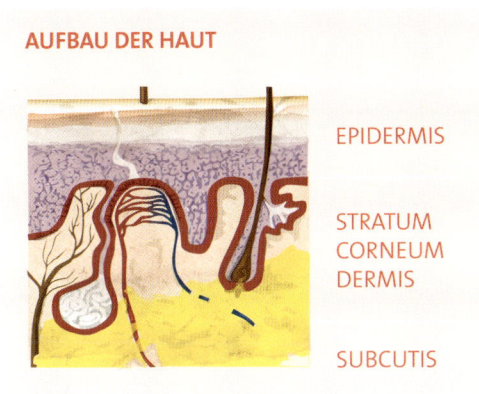

EPIDERMIS

STRATUM
CORNEUM
DERMIS

SUBCUTIS

Unser wichtigster Schutzmantel

Die Haut ist auch ein Immunorgan. Sie erfüllt viele Aufgaben. Sie ist die Grenzschicht zu unserer Umwelt, mit der wir ständig in Kontakt sind. Es ist superwichtig, dass unsere Haut richtig funktioniert und nirgends verletzt ist. Wenn etwa ein Drittel der Hautoberfläche zerstört ist, z. B. durch Verbrennungen, stirbt der Mensch in der Regel. Die Haut hat auch eine große Wirkung auf unser Wohlbefinden.

Schicht für Schicht ein eigenes Universum

Unsere Haut besteht aus drei Schichten, die untereinander in Verbindung stehen und sich gegenseitig beeinflussen.
– Oberhaut *(Epidermis)*
– Lederhaut *(Dermis)*
– Unterhaut *(Subcutis)*
Für das Antifalten-Pressing interessiert uns vor allem die unterste Zellschicht der Oberhaut, weil dort die Sinneszellen für starke Druckreize liegen, sowie die unterste

Zellschicht der Unterhaut *(Stratum basale)* – dort werden neue Zellen gebildet, die sogenannten Basalzellen. Die Lederhaut *(Dermis)* setzt sich aus zwei Schichten zusammen. Die obere Papillarschicht besteht aus lockerem Bindegewebe, die untere Netzschicht aus festem Bindegewebe mit Kollagen und Elastin – wichtig für die Dehnbarkeit und Elastizität der Haut. Die Lederhaut verliert im Alter an Elastizität, dadurch verringert sich die Spannkraft der Haut, und wir bekommen Falten. Hier setzen wir mit dem Pressing an. In der Unterhaut befinden sich die Haarwurzeln, Schweißdrüsen, Talgdrüsen, Duftdrüsen sowie Lymph- und Blutgefäße. Sie besteht aus lockerem Bindegewebe sowie Unterhautfettgewebe und ist mit der Lederhaut fest verbunden. Im Alter lockert sich die Verbindung zwischen *Dermis* und *Subcutis*, auch das bedeutet Falten. Diese Schichten können wir durch Pressen und durch die Eigenhandmassage (s. Seite 95ff.) gezielt wieder festigen. Wenn wir durch Pressing Druck auf die Haut *(Epidermis)* ausüben, leiten die Rezeptoren der Haut die Signale an das Gehirn weiter, und von dort laufen die Befehle wieder zur *Dermis* und *Subcutis* zurück – mit der Information, dass sich die Bindegewebsfasern zusammenziehen, Kollagen und Elastin aufgebaut werden, wodurch sich das Gewebe strafft. Und somit wird der Hauterneuerungsprozess eingeleitet.

Hautprobleme durch Gifte im Körper

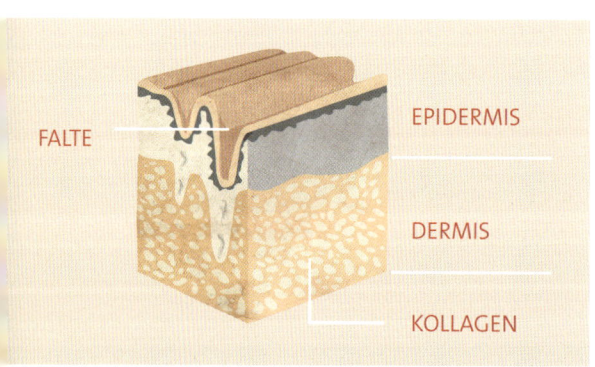

FALTE
EPIDERMIS
DERMIS
KOLLAGEN

Wie entstehen Hautprobleme? Wenn Giftstoffe und Schlacken nicht mehr über unsere Ausleitungsorgane Leber, Niere, Lunge und Darm ausgeschieden werden können, versucht der Körper, diese Toxine über die Haut abzugeben. Es gibt über 20.000 vom Menschen hergestellte Chemikalien, die der Körper weder erkennen noch verarbeiten kann. Etwa Umweltgifte: Pestizide, Schwermetalle, Konservierungsstoffe, Herbizide. Die Haut ist nur ein Notventil, über das der

Körper Giftstoffe ausscheidet. Das bedeutet, die Ausleitungsorgane sind so überlastet, dass der Körper nicht mehr weiß, wohin mit dem „Müll". Dann entstehen Akne, Cellulite, Schuppenflechte, Herpes, Ekzeme, Neurodermitis und Psoriasis, sie gehören zu den chronischen, wiederkehrenden entzündlichen Hauterkrankungen. Hier geht es in der Regel um eine Stoffwechselstörung, die sich in Form entzündlicher Veränderungen der Haut äußert. Dazu kommen noch die chemischen Reaktionen von negativen Emotionen und Gedanken (s. Seite 64f.).

Was die Haut vorschnell altern lässt

– Trockenheit durch Feuchtigkeitsverlust
– Erblich bedingte Faktoren und alle Programmierungen (Epigenetik)
  seit dem Babyalter, Gedanken, Essen, Sprache, Bilder, Ideen, Gewohnheiten
  von anderen Menschen, nicht nur Eltern, Lehrer, Bücher …
  Diese Sichtweisen und Gewohnheiten werden von Generation zu
  Generation weitergegeben, sie kontrollieren unser Verhalten, unsere Zeit,
  unsere Kreativität und unser Aussehen. All das spiegelt sich dann in
  unserer Haut wider.
– Drogen, Alkohol und Zigaretten setzen der Haut zu
  und lassen meist den ganzen Menschen sichtbar altern.
– Auch äußere Faktoren, etwa zu viele Sonnenbäder oder
  Besuche im Solarium lassen die Haut frühzeitig altern.
– Stress, Sorgen, ständige negative Gedanken führen zu
  Durchblutungsstörungen und vorzeitiger Faltenbildung
  (mehr dazu im Kapitel Stress & Meditation S. 114ff.).
– Gewichtsabnahme
– Vitamin-E-Mangel
– Anti-Falten-Cremes, die nicht natürlich sind und schädliche Giftstoffe
  wie Parabene, Paraffine, Vaseline und synthetische Farbstoffe enthalten
– Operationen, Verletzungen der Haut

Die Zellen: Unser Energie-Brunnen

Der biologische Alterungsprozess setzt bereits um das 25. Lebensjahr schleichend ein. Sie merken es gar nicht – wie gemein! Zuerst bilden sich Mimikfalten, dann ermüden die elastischen Fasern im Bindegewebe langsam, das Kollagen und das Elastin in der Haut werden weiter geschwächt, Falten entstehen. Die Gesamtenergie des Körpers nimmt ab. Um den Alterungsprozess der Haut zu verstehen, zoomen wir jetzt in den Menschen und seinen Stoffwechsel hinein.

Kleine Lebenskraftwerke

Die Mitochondrien sind die Kraftwerke unserer Zellen, in denen die Energiegewinnung stattfindet. Sie sehen aus wie kleine ovale Teilchen (sogenannte Zellorganellen), bis zu tausend Stück befinden sich in fast jeder Zelle. Die Zellen sind lebende Individuen, und der Körper beherbergt diese Gemeinschaft. Je stoffwechselaktiver ein Organ ist, desto größer ist die Mitochondrien-Anzahl seiner Zellen. Wenn Sie älter werden, nimmt die Zahl der Mitochondrien in jeder Ihrer Zellen ab. Mit 25 Jahren besitzt jede Hautzelle 200 Mitochondrien und jede Herzzelle 2000 Mitochondrien. Mit 70 Jahren sind es ungefähr nur noch die Hälfte. Denn mit zunehmendem Alter werden die Mitochondrien „leck" durch schädliche freie Radikale in den Zellen. Diese Gifte verursachen Zellverschmutzung, verstümmeln Ihre DNA und lösen vorzeitige Alterung und Energiemangel aus, degenerative Krankheiten treten auf. Aber das ist noch nicht alles: Mit zunehmendem Alter sinkt die Effizienz der Mitochondrien. Sie können nicht mehr so viel Kraftstoff tanken, produzieren daher weniger Energie und nehmen mehr Oxidationsmittel (Giftstoffe) auf, die wiederum die Zellen schädigen.

MITOCHONDRIEN-AUFBAU

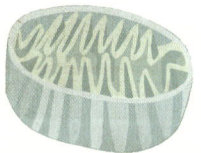

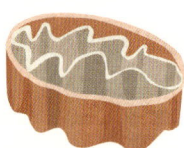

Ein gesundes Mitochondrium produziert ein Maximum an Energie.

Ein alterndes Mitochondrium produziert weniger Energie und dafür mehr oxidative Gifte.

Unser natürlicher Kraftstoff

Von unseren 80 Billionen Körperzellen sterben jeden Tag Tausende ab. Zum Glück haben wir Stammzellen im Körper, die alle Zellarten reproduzieren können. Unser Körper erneuert sich alle zehn Sekunden, das sind circa zehn Millionen Zellen, die in einer Geschwindigkeit von 100.000 km/sec entstehen. Dafür benötigt unser Körper etwa 340.000 verschiedene Stoffwechselprozesse. Im Alter lassen diese Funktionen nach, wenn dem Körper nicht genügend Nährstoffe zur Verfügung stehen. Um die Energiegewinnung in den Zellen sicherzustellen, brauchen wir mindestens 95 Mikronährstoffe wie Aminosäuren, Glyconährstoffe, Fettsäuren, Vitamine, Spurenelemente, sekundäre Pflanzenstoffe, also auch die Co-Faktoren. Heute weiß ich, dass die Lebenserwartung eines Menschen auch ernährungsabhängig ist und Fastfood-Ernährung die Zellen krank macht und sterben lässt. Dabei ist es gar nicht schwer, die Schönheit seiner Haut mit der richtigen Ernährung zu unterstützen, wie ich das ab Seite 100 genauer erkläre.

Fastenkur für unsere Zellen

Die *Rate of Living Theory** von Dr. Roy Walford, Professor für Pathologie an der University of California, brachte wichtige Erkenntnisse über den Alterungsprozess. Die Annahme, dass unser täglicher Stoffwechselumsatz darüber entscheidet, wie schnell wir altern ist unrichtig. Seine Forschungen zeigten vielmehr, dass die meisten Altersfaktoren sich gegenseitig beeinflussen. So sind die freien Radikale schuld an den Schäden durch den Energiestoffwechsel. Das hängt eng mit den zellulären Abwehrmechanismen und der Reparaturfähigkeit der Zellen zusammen. Führen wir dem Körper weniger Energie über die Nahrung zu, geht der Energieumsatz in den Mitochondrien zurück und damit auch die Zellschädigung. Weniger Zellschäden bedeuten eine langsamere Alterung und ein entsprechend längeres Leben. Dasselbe Prinzip steht hinter den Fastenkuren, die alle Stoffwechselsysteme im Körper entlasten. Aus meiner Praxis weiß ich, dass sich chronische Erkrankungen zurückbilden, wenn der Patient fastet oder eine Zeit lang weniger Kalorien zu sich nimmt.

Mehr Energie, ein jüngeres Aussehen

Hier kommt die einfache Wahrheit über das Altern, sie heißt Zellregeneration. Es ist eigentlich sehr einfach zu verstehen, warum manche Menschen schneller altern als andere. Wir haben täglich Verschleiß in unserem Leben, durch körperlichen, geistigen und/oder emotionalen Stress. Viele unserer Zellen enthalten Gifte, sind alt oder hören einfach auf zu arbeiten. Dann werden sie durch neue, besser funktionierende Zellen ersetzt, das wird als „Zellregeneration*" bezeichnet. Doch dieser Prozess, das Herstellen von Ersatzzellen, erfordert viel Energie. Mit dem Alter nimmt unsere Energie mehr und mehr ab, und wenn Zellen nicht schnell genug wieder ersetzt werden, „altern wir". Also heißt das wirkliche Geheimnis jung zu bleiben, ENERGIE! Es ist die Fähigkeit des Körpers, Energie zu erzeugen. Energie wird in den Zellkraftwerken der Mitochondrien erzeugt, die funktionieren wie eine Fabrik. Wenn genug Sauerstoff, Wasserstoff, Zucker (der gute Zucker), gute Fette (Omega-3), Vitamine, Mineralstoffe und Aminosäuren über die Nahrung zugeführt werden, produzieren sie daraus viel Energie. 60 Prozent davon werden zu Wärme verarbeitet, die anderen 40 Prozent nutzt der Körper, um daraus neue Zellen herzustellen. Und damit Ihre Zellen optimal funktionieren, müssen Sie die Zellen richtig ernähren, mit den allerbesten Nahrungsmitteln, die Sie finden können.

Die 4 Faktoren der biologischen Alterung

Zuerst die schlechte Nachricht: Jeder Mensch ist den Faktoren der Zellalterung unterworfen, aber – und jetzt kommt die gute Nachricht: Wir können viel dafür tun, um diesen Prozess hinauszuzögern und unsere biologische Uhr zurückzustellen. Die Wissenschaft hat für diesen Prozess einen neuen Begriff erfunden: Reverse-Aging („das Altern umkehren"). Beim Reverse-Aging wird das Problem an der Wurzel gepackt, über den sogenannten epigenetischen Weg wird die Zelle von innen repariert und der Körper so aktiv verjüngt. Das macht sehr viel mehr Sinn, als die Zelle nur zu schützen. Im Anschluss kann man die reparierte Zelle dann mit Anti-Aging-Mitteln (Omega-3, Vitamin E) schützen.

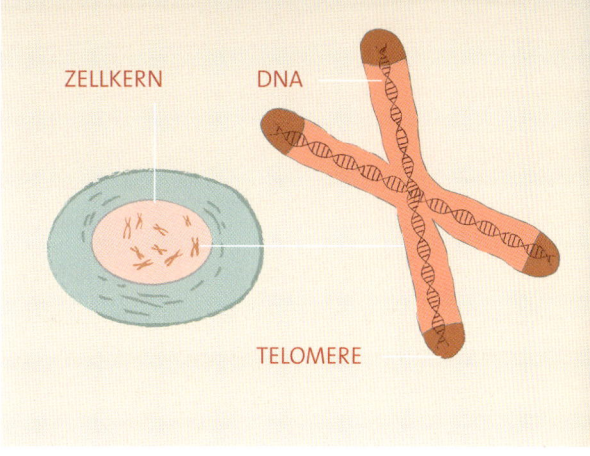

Dass Falten überhaupt entstehen, daran sind biologisch betrachtet 4 Faktoren beteiligt:

1. Verkürzung der Telomere
2. Mutation der DNA
3. Glykation
4. Epigenetische Veränderungen

1. Die Verkürzung der Telomere hinauszögern

Telomere sind die sogenannten Schutzkappen der DNA, die alle Erbinformationen enthalten und sich an den Enden unserer Chromosomenpaare befinden. Die Länge dieser Schutzkappen gilt – wissenschaftlich anerkannt – als Marker für unser biologisches Alter. Damit sich unser Organismus regenerieren kann, müssen sich unsere Körperzellen regelmäßig teilen. Doch bei jeder einzelnen Zellteilung kommt es zu einer Verkürzung der Telomere. Die Erbinformation kann nur fehlerfrei abgelesen werden, wenn die Endstücke der DNA-Stränge lang genug sind. Ab einer bestimmten Länge endet die Teilungsfähigkeit, und die Zelle stirbt. Das geht einher mit Faltenbildung, ergrauendem Haar, dünnerer Haut, aber auch zahlreichen altersbedingten Erkrankungen wie Herz-Kreislauf-Degeneration, Krebs, Diabetes, Alzheimer.

„Alle Teile des Körpers, die eine Funktion haben, bleiben gesund und altern langsam, wenn sie maßvoll genutzt und durch Arbeit, an die jedes Teil gewöhnt ist, trainiert werden. Unbeansprucht werden sie krankheitsanfällig, sind fehlerhaft im Wachstum und altern schnell."

HIPPOKRATES VON KOS

(Begründer der Medizin als Wissenschaft, 460-377 v. Chr.)

Jungbrunnen Telomerase

Zum Glück fanden Wissenschaftler inzwischen ein „Unsterblichkeits-Enzym", die Telomerase, die den Degenerationsprozess umkehren kann. Die Telomerase ist ein Enzym des Zellkerns, es beschleunigt das Wachstum der Telomere und hilft sogar, Schäden in der DNA zu reparieren. Unsere körpereigenen Stammzellen aktivieren zwar die Telomerase, doch mit zunehmendem Alter produziert der Körper weniger eigene Stammzellen und dann werden nur noch die notwendigsten Defekte repariert. Die Folge: Die Organfunktion nimmt ab, und Haut, Haare, Blut, Knochen, Muskulatur und Gelenke degenerieren – wir altern.

Was Sie tun können: Die Taoisten gehen davon aus, dass man den Zustand der immer vorhandenen Energie (Qi oder die Substanz des Universums, das elektromagnetische Feld) durch geistige Kraft für sich verändern kann. Der Geist kann mit Hilfe von Visualisierung den Fluss des Nervensystems und der Lebensenergie aktiv steuern. Da das Qi im menschlichen Körper an das Blut gebunden ist, erreicht es jede Körperzelle. Mithilfe der Intelligenz Ihrer eigenen Zellen können Sie Ihre Zellstruktur neu ausrichten. Stellen Sie sich vor, wie sich Ihre Zellen bei jedem Atemzug verjüngen.

Übung: Die Zellen auf jung programmieren

Nehmen Sie ein Bild von sich, das Ihnen gefällt, schauen Sie sich darauf in die Augen und sagen Sie: „Meine Zellen verjüngen sich mit jedem Atemzug, den ich mache", „Meine Zellen haben ein Bewusstsein und verjüngen sich mit jeder Sekunde", „Meine Zellmembran nährt meine Zellen nur mit guten, ausgewählten Stoffen", „Meine körpereigenen Stammzellen aktivieren die TELOMERASE, um die Zellen zu regenerieren".

Erst kürzlich entdeckte man auch einen genialen Helfer aus der Natur: Die Tragantwurzel erhöht die Anzahl der Stammzellen im Knochenmark und im Lymphgewebe. Mehr dazu auf S. 35f.

2. Die Mutation der DNA umkehren

Mutationen, also dauerhafte Veränderungen des Erbguts, finden regelmäßig statt. Dafür sind innere und äußere Faktoren verantwortlich. Die inneren Faktoren können wir wenig beeinflussen. Bei der Entstehung einer neuen Zelle wird die gesamte Erbinformation kopiert und an die „Tochterzelle" weitergegeben. Wenn es der Zelle nicht gelingt, diesen Vorgang perfekt zu vollziehen, kommt es zu Erbkrankheiten. Mutationen können spontan auftreten oder künstlich erzeugt werden. Dies kann z. B. durch bestimmte „mutagen" genannte Chemikalien oder Strahlung wie Radioaktivität geschehen. Durch

HAUTALTERUNG UND FALTENBILDUNG

UV-A-Strahlen dringen bis in die Lederhaut und sorgen für die Hautalterung. Die kurzwelligen Anteile des Infrarotlichtes, die IR-UV-A-Strahlen des Sonnenlichts dringen tiefer in die Haut ein, bis zur DNA. Die Mitochondrien in den Hautzellen geraten unter Stress, produzieren freie Radikale, die die Kollagenstruktur schädigen und die Hautalterung beschleunigen.

äußere Schäden wie UV-Strahlen und E-Smog entstehen freie Radikale, die eine DNA-Mutation hervorrufen können. Hier können wir eingreifen! Alle Informationen hierzu ab Seite 104ff.

Was Sie tun können: Die Hornschicht *(Stratum Corneum)* der menschlichen Haut absorbiert und reflektiert normalerweise etwa 10 Prozent der UVB- und die Hälfte der UVA-Strahlung. Auf eine ständig erhöhte UV-Belastung reagiert die Haut zunächst mit einer Verdickung der Hornschicht. Um schädlicher UV-Strahlung vorzubeugen, nehmen Sie einen biologischen Sonnenschutz und Astaxanthin* ein mit Omega-3, als Supplement (s. S. 139). Astaxanthin ist ein Carotinoid und kommt in Rotalgen (Plankton) vor, es schützt die Haut auf natürliche Art und Weise. Um den Energiestoffwechsel in den Zellen zu stabilisieren und die Organe vor Schäden zu bewahren, empfehle ich die konsequente Einnahme von effizienten „Antioxidantien", das heißt, gut bioverfügbaren Nahrungsergänzungsstoffen.

3. Die Glykation stoppen

Unter „Glykation" versteht man eine Reaktion der körpereigenen Eiweiße und Fette mit Kohlenhydraten zu Zucker. Durch Glykation verkleben unsere Nervenzellen, die Körperzellen altern oder werden sogar zerstört. Zu viel Zucker schadet nicht nur den Zähnen, dem Stoffwechsel und der Figur. Zu viel Zucker schadet vor allem Ihrer Haut und den Nebennieren (NN). Ständiger Zuckermissbrauch löst in der Haut Entzündungen aus, in deren Folge die Kollagenfasern verkleben. Im Darm nisten sich schädliche Pilze und Bakterien ein, die das zuckerreiche Milieu lieben. Das hat Konsequenzen: Die Haut wird unelastisch, im Bindegewebe entstehen Falten oder sogar Risse, und die Haut altert schneller.

Was Sie tun können: Machen Sie einen Bogen um Zucker! Zucker steckt in Weißbrot, Kuchen, gesüßter Limonade, Erfrischungsgetränken, Cocktails und Nudelgerichten. Greifen Sie lieber zu Obst und frischem Gemüse und trinken Sie frische Kräutersäfte!

4. Die epigenetische Veränderung umschreiben

Die Epigenetik ist das „Bindeglied" zwischen unseren Genen und den Umwelteinflüssen, denen wir ausgesetzt sind. Diese Einflüsse bestimmen, unter welchen Bedingungen die Gene an- oder abgeschaltet werden, also aktiv sind oder nicht. So setzen schlechte Einflüsse, wie zum Beispiel negative Gedanken und Urteile über sich selbst, die Zellzerstörung und Hautalterung in Gang. Das Altern wird also zum Teil auf der Ebene der Gene bestimmt und über die genetische Ausführung reguliert.

Was Sie tun können: Überdenken Sie Ihre individuellen Lebensgewohnheiten, programmieren Sie Ihre Gedanken auf positiv (s. Seite 69), schaffen Sie sich eine liebevolle Umwelt, prüfen Sie Ihre Beziehungen (machen diese Sie glücklich?) und essen Sie die besten Nahrungsmittel, die Sie finden können.

Zellverjüngung aus der Natur

Ein hoher Energiestoffwechsel mit einem hohen Spiegel an Schutzstoffen ist die beste Voraussetzung für gesunde Zellen. Im Folgenden finden Sie eine Aufzählung der stärksten Helfer aus der Natur, um schädliche Prozesse – zum Beispiel mit dem in den Mitochondrien umgewandelten Sauerstoff – zu reduzieren, den zellulären Abwehrmechanismus zu stärken und dadurch den Alterungsvorgang hinauszuzögern. Viele von ihnen können Sie im Anhang als gut bioverfügbare Nahrungssupplemente finden.

Um herauszufinden, was Ihr Körper wirklich braucht, machen Sie eine Laborbestimmung oder eine Stimmfrequenzanalyse* (s. Seite 110). Auch über den Muskeltest mithilfe des Körperpendels können Sie Ihren Körper befragen, was er wirklich benötigt. Das braucht am Anfang viel Übung, durch Fragen nehmen Sie aber am besten Kontakt mit Ihrem Körper auf und schulen Ihr Körperbewusstsein (s. S. 113).

Astragalus membranaceus

Ich fange mal mit der interessantesten Substanz an: Sie stammt aus einer Pflanze, die in der Traditionellen Chinesischen Medizin seit Jahrtausenden eingesetzt wird. *Astragalus membranaceus* wird traditionell aufgrund ihrer stärkenden und stimulierenden Eigenschaften auf das Immunsystem verwendet. Bei regelmäßiger Einnahme verhindert sie, dass freie Radikale die DNA aufspalten und sie verkürzen. Die Tragantwurzel erhöht auch die Anzahl der Stammzellen im Knochenmark und im Lymphgewebe. Studien mit dieser Pflanze zeigten, dass sie entzündungshemmend, antifibrotisch (vermehrte Bindegewebsbildung), antioxidativ und positiv auf die Neuronen im Gehirn wirkt. Außerdem schützt und stärkt sie das Herz, verringert die Blutgerinnung. Bisher sind keinerlei Nebenwirkungen für den Menschen bekannt. Viele der wissenschaftlichen Studien zeigten auch, dass die Tragantwurzel den Anteil der kurzen Telomere der Chromosomen deutlich verringerte.

Vorkommen: Man bekommt sie bei uns als Pressling, in den USA wird die Wurzel bereits in vielen Verjüngungsmitteln eingesetzt. **Achtung:** Die meisten Produkte,

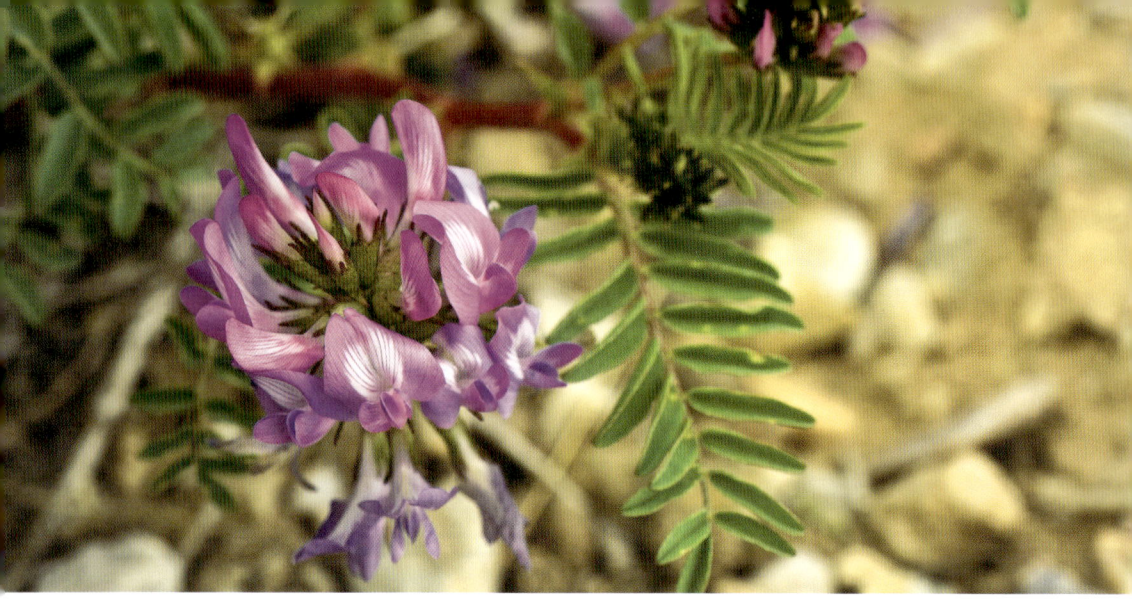

Astragalus membranaceus (Tragantwurzel)

die Sie auf dem europäischen Markt bekommen, gibt es noch nicht mit Reinheits-Zertifikat (Bestelladresse s. Seite 139).

AFA-Alge

Wissenschaftler fanden heraus, dass die Blaualge (AFA-Alge*) die körpereigenen Stammzellen aktiviert. Die adulten Stammzellen werden aus dem körpereigenen Knochenmark freigesetzt und im Blutkreislauf vermehrt. Auf dem Markt ist eine modifizierte AFA-Alge. Die in diesem Algenkonzentrat enthaltenen Bestandteile Mobilin und Migratose bewirken auch, dass die adulten Stammzellen durch den Körper bis ins Gewebe wandern und dort eingebaut werden. Eine adulte Stammzelle kann zu jedem Zelltyp des Körpers werden. Beide Substanzen habe ich auf die Zusammensetzung und ihre Bioverfügbarkeit (wie sie am besten vom Körper aufgenommen werden) getestet. Seit mehr als drei Jahren nehme ich selbst AFA-Algen ein und fühle mich um Jahre verjüngt. **Vorkommen:** Nur als Nahrungsergänzung im Handel. (Bezugsquellen über www.biasini.stemtechbiz.com, s. Seite 139)

L-Carnosin

Carnosin ist ein Dipeptid, das im Körper aus den Aminosäuren Beta-Alanin und His-tidin gebildet wird. Es wird auch als „Neuropeptid" bezeichnet, weil es einen Schutz-effekt auf unser Gehirn hat. Es kommt in höherer Konzentration in der Skelett-muskulatur, im Herzmuskel und im Gehirn vor. Die Bildung von Carnosin nimmt mit dem Alter beständig ab. Im Muskelgewebe z. B. sinkt der Carnosingehalt bis zum Alter von 70 Jahren um 63 Prozent. Carnosin verlängert die Lebensdauer der Zellen, schützt und stabilisiert die Zellmembranen. Es schützt auch vor der Zerstö-rung wertvoller Proteine in der DNA durch Zuckermoleküle (Glykation). Anormale Kombinationen von Zucker und Proteinen sind giftig und tragen zu Krankheiten wie Diabetes, Demenz, Herzerkrankungen, Schlaganfall, Alzheimer sowie zur Haut-alterung bei. **Vorkommen:** Carnosin ist eine natürliche Substanz in tierischen und menschlichen Körperzellen. Kommt in allen Fleischsorten und in Fisch vor.

Acetyl-L-Carnitin (ALC) & R-Alpha-Liponsäure

ALC ist eine Form von L-Carnitin, nur stärker und wirksamer. R-Alpha-Liponsäure ist ein biologisches Molekül, das im Körper vorkommt. R-Alpha-Liponsäure unterstützt die normalen und physiologischen Funktionen des Nervensystems. Die berühmte Studie von Dr. Bruce Ames (emeritierter Professor der Biochemie an der Universi-tät von Kalifornien, Berkeley) zeigt, wie sich diese beiden Nährstoffe gegenseitig unterstützen, um die Funktion der Mitochondrien zu erhalten. Dr. Ames hat die Aus-wirkungen der Mitochondrialen Störungen (Mitochondrien-Medizin*) bei den dege-nerativen Erkrankungen nachgewiesen, einschließlich Krebs und den Rückgang der neurologischen Funktionen. Durch Alterungsvorgänge in den Zellen wird der Stoff-wechsel reduziert und auch gestört, was zu Erkrankungen oder eingeschränkter Funktion der Organe führen kann. Hier ist ein Mitochondrial Energy* Supplement sehr wirksam, das ich empfehlen kann (Bezugsadressen ab S. 139). **Vorkommen:** Beide Stoffe sind in Fleisch, Brokkoli und Spinat enthalten.

L-Carnitin

L-Carnitin gehört zu den lebenswichtigen (essenziellen) Aminosäuren, aus denen der Körper Lysin und Methionin bildet. Sie kommt in höchster Dosierung in Herz und Gehirn des Menschen vor und ist der wichtigste Promotor für die zelluläre Energiegewinnung aus Lipiden. Sie arbeitet mit Q10, Alpha-Liponsäure und Kreatin zusammen, sorgt für die Stabilisierung der Mitochondrien-Membranen und hat eine vorbeugende Wirkung gegen die Zellalterung. Wie man erst jüngst herausfand, hat L-Carnitin auch einen optimierenden Effekt auf die Mitochondrien-DNA-Transkription auf ein jugendliches Niveau. **Vorkommen:** in Fleisch (das Herz ist besonders reich an Carnitin).

Magnesium-Ascorbyl-Phosphat (Asc2P)

Dabei handelt es sich um eine selten vorkommende, aber hochwirksame Form von Vitamin C, die fähig ist, in die Zellen einzudringen und die durchschnittliche Länge der Telomere zu bewahren. Das Forschungsteam um K. Furumoto, Leiter der Abteilung für Zellbiologie der Universität von Hiroshima, hat bewiesen, dass Asc2P die Abnahme der Telomerase verringert und die Verkürzung der Chromosomenkappen (Telomere) verhindert. **Vorkommen:** Nur als Nahrungsergänzung – leider sind die meisten Präparate auf dem deutschen Markt synthetisch hergestellt und mit Zusatzstoffen wie Siliciumdioxid (E 551) versehen (Bezugsquellen ab Seite 139).

Alpha-Liponsäure

Diese schwefelhaltige Fettsäure kommt im menschlichen Körper von Natur aus vor. Die beiden Schwefelatome der Alpha-Liponsäure sind in einer Ringstruktur miteinander verbunden, sodass Alpha-Liponsäure sowohl wasser- als auch fettlöslich ist. In Tierstudien wurde nachgewiesen, dass Alpha-Liponsäure aus dem Magen-Darm-Trakt hervorragend resorbiert wird und sich schnell im ganzen Körper verteilt. Sie wirkt antioxidativ, antimutagen, entzündungshemmend, schützt das Herz, die Nervenzellen und das Nervengewebe, erhöht die Insulinempfindlichkeit und verzögert die Zellalterung. **Vorkommen:** Der Körper bildet selbst Alpha-Liponsäure, sie ist in kleinen Mengen in Rindfleisch und Innereien wie Leber, Herz und Nieren enthalten.

Coenzym Q10 oder Ubichinon-10

Die körpereigene Substanz Coenzym Q10 wirkt als Katalysator direkt an der Energiegewinnung mit, schützt vor freien Radikalen und hilft, Mitochondrien aufzubauen. Mitochondrien erzeugen bei der Energiegewinnung mit Sauerstoff in ihrem Inneren extrem viele Radikale, die ihre Membranen und damit die Zellen selbst langsam zerstören. Das Herz verliert im Lauf unseres Lebens immer mehr Mitochondrien, das ist auch die Ursache für die Entwicklung einer Herzschwäche. Coenzym Q10 sollte daher vor einer Herz-OP verstärkt eingenommen werden. Bewegung hält die Q10-Konzentration im Körper hoch, solange ausreichend Q10 über die Nahrung zur Verfügung steht. **Vorkommen:** In fettreichen Fischen wie Makrele, Lachs, Sardinen, in Hülsenfrüchten, roten Linsen, Kohl, Sojabohnen, Brokkoli, Walnüssen, Mandeln, Soja- und Rapsöl.

Resveratrol

Resveratrol ist ein Phytoalexin (schützt die Pflanzen vor Parasiten und Pilzinfektionen) mit antioxidativen Eigenschaften, das zu den Polyphenolen (Flavonoiden) zählt. Neueste Erkenntnisse zeigen eine positive Wirkung des Resveratrols auf diverse Krebszellen. Es hilft bei mitochondrionaler Dysfunktion, Arteriosklerose, Arthritis, Alzheimer-Erkrankung, Niereninsuffizienz. **Vorkommen:** Das Bioflavonoid ist in roten Traubenschalen enthalten und damit auch im Rotwein sowie in Himbeeren, Pflaumen, Erdnüssen, Maulbeeren und im Japanischen Staudenknöterich.

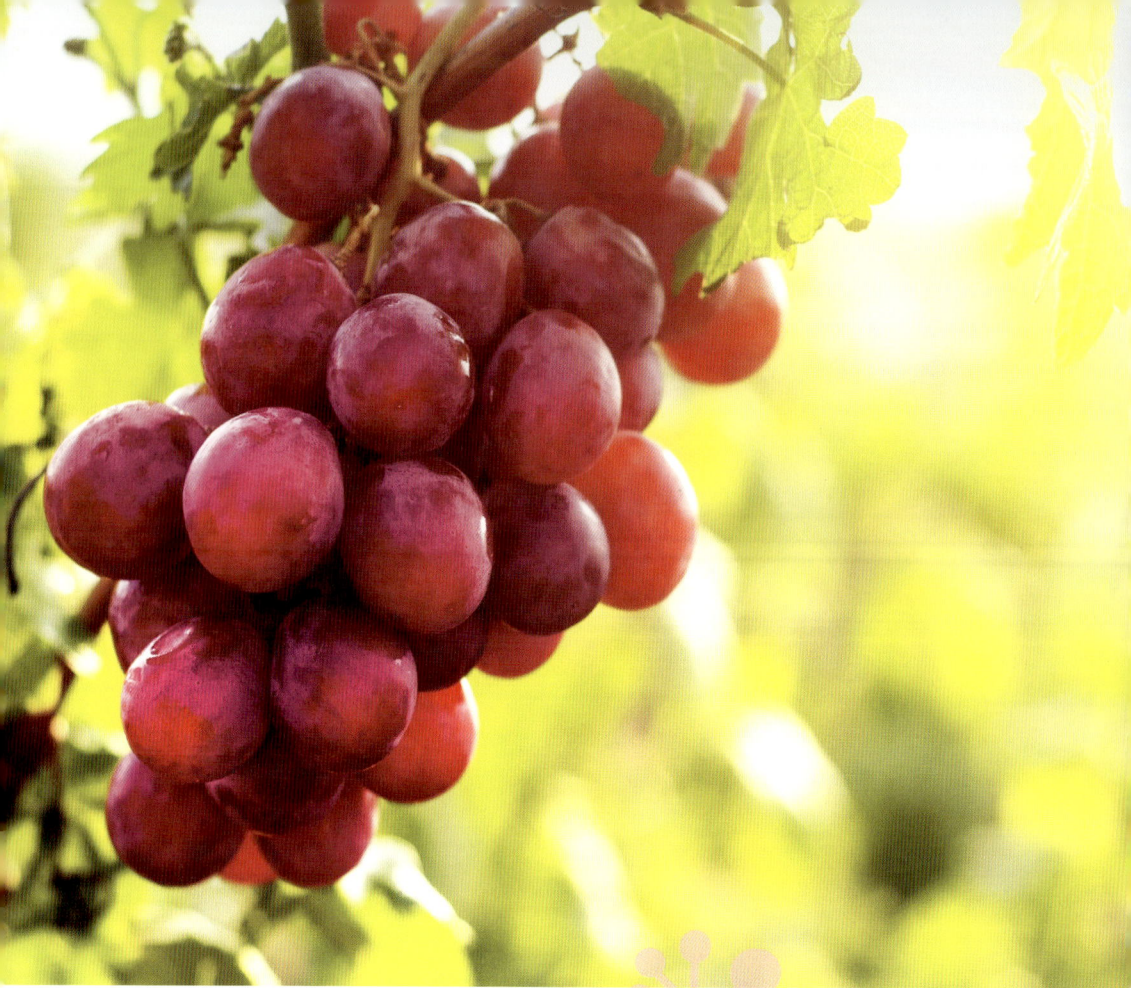

Polyphenole

Sie gehören zu den sekundären Pflanzenstoffen und bilden eine Untergruppe der Flavonoide. Polyphenole sind Verbindungen von Sauerstoff und Wasserstoff und haben maßgeblich Einfluss auf Farbe, Geschmack und die Wirkung eines Nahrungsmittels auf den Menschen. Sie wirken entzündungshemmend, antioxidativ, antifungal, antiviral, antibakteriell, antimikrobiell und gegen Krebs. Zu den hautregenerierenden Phytoceramiden gibt es ein sehr effizientes Supplement mit Polyphenolen im Anhang (siehe Seite 140). **Vorkommen:** In buntem Obst und Gemüse, Granatapfel, Extrakt aus Grünem Tee, Trauben, Rotwein, Gingko, Zistrosen und Soja.

DMAE (Dimethylaminoethanol)

Als Stoffwechselprodukt des Cholins kommt Dimethylaminoethanol in vielen Lebewesen vor. Es schützt die Zellmembranen, stimuliert bestimmte Hirnbereiche und erhöht allgemein die Anzahl der Botenstoffe wie Serotonin im Gehirn. Es entfernt Proteinablagerungen im Gehirn, die sich im Lauf des Lebens angesammelt haben und zu alterstypischen Funktionsstörungen führen. **Vorkommen:** Sardinen, Lachs, Sardellen (Anchovis).

Omega-3-Fettsäuren

Omega-3-Fettsäuren gehören zu den essenziellen Fetten, das bedeutet: Wir müssen die Omega-3-Fettsäuren aus der Nahrung zu uns nehmen, da sie unser Körper nicht selbst herstellen kann. Wir benötigen sie für die Hormonproduktion, für Feuchtigkeit und Spannkraft von Haut und Haaren, die Bildung von körpereigenen Abwehrzellen, die Eiweiß-Synthese, Versorgung der Gelenke, den Zellstoffwechsel, und sie schützen das Herz. **Vorkommen:** Vorwiegend in fettem Fisch, Walnuss-, Raps-, Oliven-, Lein- und Hanföl, Sojasamen.

Vitamin D3 (Hormon) – Cholecalciferol

Vitamin D3 ist an allen biochemischen Vorgängen im Menschen beteiligt. Es konnte nachgewiesen werden, dass Vitamin D die Telomerase verlangsamt – bei Einnahme von mindestens 5000 Einheiten pro Tag. Das ist die Dosis, die derzeit empfohlen wird, wenn Sie nicht die Möglichkeit haben, sich eine Stunde täglich ohne Sonnenschutz und Bekleidung in die Vormittagssonne zu legen. Vitamin D beugt kardiovaskulären Erkrankungen, Infekten, Allergien, Asthma, Krebs und Autoimmunerkrankungen vor, es erhöht den Kalziumspiegel im Blut und schützt die Haut. **Vorkommen:** In fettem Fisch, Lebertran (Fischöl) und Wollwachs (für Veganer).

Die zwei Gesichter der Organe

In der Pathophysiognomik (Gesichtsdiagnostik) bezeichnet man das Gesicht als „Projektionsfeld der Organe und der Emotionen." Der Begriff kommt aus dem Griechischen und leitet sich ab aus *Phathos* (Leiden), *Physis* (Körper) und *Gnoma* (Kennzeichen). Es ist ein jahrtausendaltes Grundwissen der ursprünglichen Medizin und bedeutet: Nichts passiert innen, was der Körper nicht außen zeigt. Schon im zweiten Jahrtausend v. Chr. war die Kunst des chinesischen Gesichtslesens weit verbreitet. In unserer Kultur beherrschten sie die Ärzte Hippokrates (460–377 v. Chr.), Paracelsus (1493–1541) und C. Huter (1861–1912). Der berühmte Pathophysiognomiker Natale Ferronato (*1925) fand anhand anatomischer Studien heraus, dass bestimmte Bereiche des Gesichts bestimmten Bereichen im Körper zuzuordnen sind. Kommt es zu funktionellen Störungen im Körper, spiegeln sich diese in den entsprechenden Zonen im Gesicht wider. Das bedeutet, dass aus jeder Falte in unserem Gesicht ein Organ mit uns spricht! Stoffwechselprobleme, die mit funktionellen Störungen eines oder mehrerer Organe einhergehen, zeigen sich auf der Gesichtshaut als Falten, Farbschattierungen, Aufschwemmungen, Ausschläge, feine Blutgefäße und Veränderungen der Hautspannung. Diese Zusammenhänge spielen eine wichtige Rolle bei der Prävention von Erkrankungen.

Äußere Kennzeichen für innere Störungen

Alle Zellen unseres Körpers sind über ein komplexes Nerven- und Blutgefäßsystem miteinander verbunden. Über zwölf Hauptnervenbahnen und das Rückenmark (Zentralnervensystem) werden alle Informationen über das Organsystem und die Empfindungen an das Gehirn geleitet. Funktionelle Störungen eines Organs werden von medizinischen Apparaten in der Regel nicht erkannt. Doch mit der Antlitzdiagnose nach Carl Huter und der Zungendiagnose der Traditionellen Chinesischen Medizin werden die geschwächten Organe aufgespürt. Auch seelische Verstimmungen wie Angst, Hass, Traurigkeit, psychische Kränkungen, Resignation, Wut und Sorgen hinterlassen im Gesicht eindeutige Spuren. **Einige Beispiele:**

„In jedes Menschen Gesichte, steht eine Geschichte,
sein Hassen und Lieben, deutlich geschrieben."

Friedrich von Bodenstedt (1819–1892)

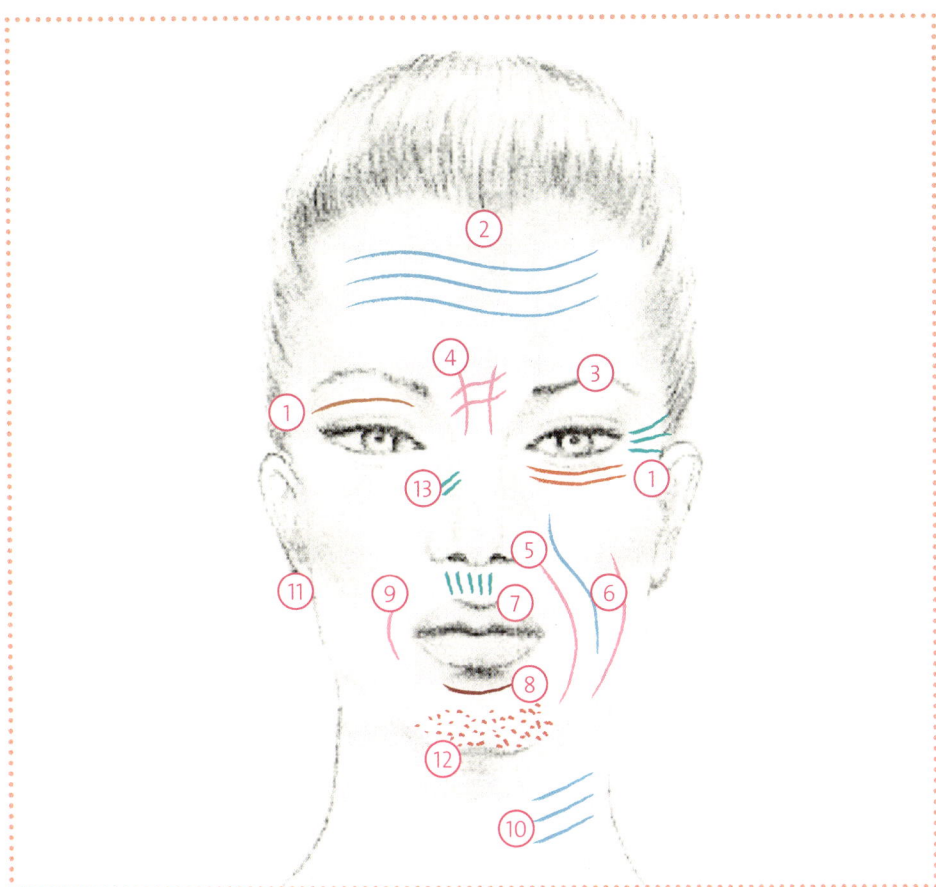

1. Augen: Schwellungen unter den Augen deuten auf eine Stauung in den Nieren hin; eine Verdickung der Oberlider (Schlupflider) kann ein Zeichen von Herzschwäche sein. Ist das gesamte Oberlid geschwollen, reicht die schwache Pumpleistung des Herzens wahrscheinlich nicht aus, um die Gewebeflüssigkeit zu den Nieren zu transportieren. Eine Schwellung am Unterlid, die morgens stärker ist, zeigt eine

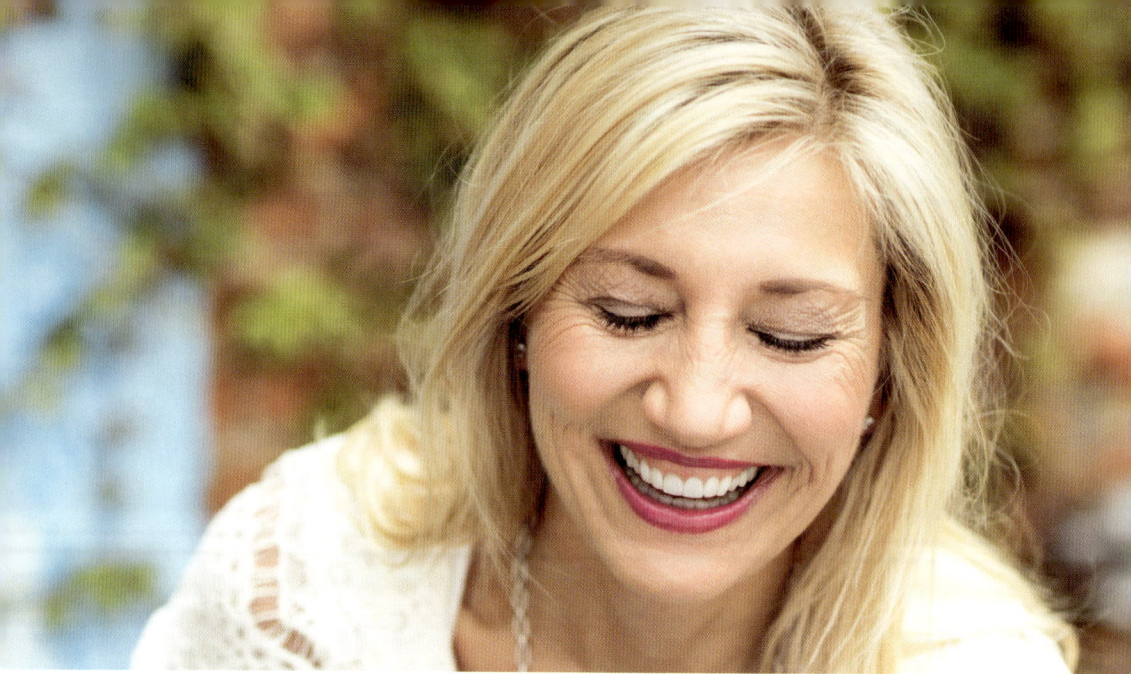

Blasenschwäche, größere Schwellungen verraten Funktionsstörungen der Nieren (Urin untersuchen lassen!). Die Lachfalten an den Augen treten bei innerlich fröhlichen Menschen eher auf als bei ernsten oder melancholischen. Sie lassen den Blick durch eine positive Ausstrahlung lebendig wirken, trotz der Falten. Die Lachfalten stehen auch für einen Elastizitätsverlust des Bindegewebes.

2. Stirn: Waagerechte Querfalten auf der Stirn sind Hinweise auf Stress und innere Anspannung. An Falten auf der Stirn lassen sich mögliche Stoffwechselbeschwerden ablesen. Die Filtertätigkeit der Nieren, der Zustand des Säure-Basen-Haushalts sowie die Funktion von Hoden und Eierstöcken werden von Falten in dieser Region widergespiegelt. Senkrechte Stirnfalten sind seltener, sie kreuzen sich mit den waagerechten Stirnfalten. Sie verbinden Denken mit Klugheit – die meist angeboren ist.

3. Augenbrauen: Sie geben Hinweise auf den Hormonhaushalt. Dicke, buschige Brauen sind Ausdruck eines hohen Testosteronspiegels. Bei sehr dünnen Augenbrauen fehlt wahrscheinlich Östrogen.

4. Zornesfalte, auch Glabella- oder Konzentrationsfalte: Die senkrechten Falten an der Stirn deuten, wenn sie zusammen vorkommen, auf eine geschwächte Leber hin. Bei waagerechten Querfalten über der Nasenwurzel ist die Wirbelsäule geschwächt.

5. Nasolabialfalte: Sie wird als „Leberfalte" bezeichnet. Menschen mit beidseitig ausgeprägten Falten neigen zu Magenproblemen. Ist die rechte Seite sehr betont, dann ist die Leber überlastet, das weist auf eine geschwächte Entgiftungsfunktion hin. Ist die Falte auf der linke Seite besonders stark, deutet das auf eine schwache Bauchspeicheldrüse hin. Menschen mit Nasolabialfalten reagieren häufig sehr empfindlich auf Stress und Überlastung (Herz).

6. Wangenzone: Die Wangenpartie stellt die Herz-Zone dar. Eingefallene Wangen sind jedoch auch ein Zeichen für Probleme von Magen und Bauchspeicheldrüse, aufgedunsene Wangen besagen, Sie essen zu viel Eiweiß oder Fett. Die Mitralbäckchen sind z. B. eine Folge von Herzklappenfehlern. Falten, die seitlich des Kinns senkrecht bis in die Wangen aufsteigen, können ein Hinweis sein auf eine Veranlagung zu Zwölffingerdarmgeschwüren. „Pergamentfalten" auf den Wangen bedeuten, dass das Gewebe übersäuert und die Funktion der Nieren, Nebennieren und Milz geschwächt ist.

7. Lippen: Die Form Ihrer Lippen verändert sich, wenn organische Störungen und Belastungen vorliegen. Eine Verdickung der Unterlippenkante oder eine geschwollene Unterlippe zeigt Verdauungsprobleme im Dickdarm, schmale Ober- und Unterlippen sind ein typisches Zeichen für fehlende Magensäure. Steile Falten auf der Oberlippe findet man nur bei Frauen, sie zeigen einen gravierenden Östrogenmangel an. Bläuliche Lippen sind ein Zeichen für Sauerstoffmangel und deuten auf Erkrankungen der Atemwege oder des Herzens hin.

8. Kinnfalte (Mentolabialfalte): Die Querfalte zwischen Unterlippe und Kinn ist ein Hinweis auf eine Bindegewebsschwäche (Prostata und Uterus) oder Hämorrhoiden.

9. Halbkreisförmige Falten um den Mund: Halbkreisförmige Falten um die Mundwinkel herum deuten auf eine Darmschwäche hin. Parallel dazu können sich an den Mundwinkeln auch Grübchen bilden.

10. Falten am Hals: Der sogenannte „Truthahn-Hals" entsteht, wenn die Haut an den längs verlaufenden Muskelsträngen dünner wird.

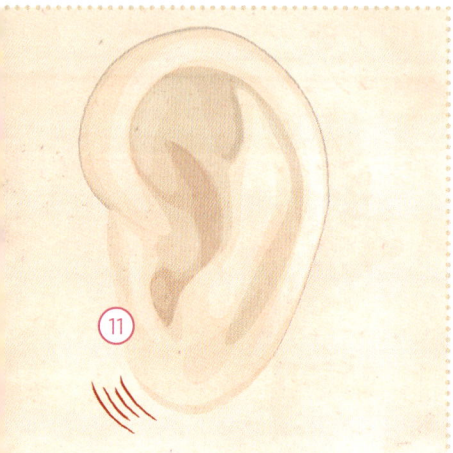

11. Falten vor dem Ohr: Sie deuten auf ein Nachlassen der Nierenfunktion hin.

12. Erdbeerkinn: Ist ein Pflastersteinrelief der Haut am Kinn.

13. „Hexenfalten": Hinweis auf Lendenwirbelsäulenprobleme.

* Es wird ausdrücklich darauf hingewiesen, dass diese Hinweise kein Ersatz für eine medizinische oder psychologische Betreuung sind.

Was Falten im Gesicht über Gefühle verraten

Was sich innen im Körper abspielt, muss sich außen auf der Haut ebenfalls zeigen. Das überlieferten schon die bedeutendsten Ärzte der Antike und des Mittelalters wie zum Beispiel Hippokrates (460-377 v. Chr.) und Paracelsus (1493–1541), die ihren Patienten die Krankheiten von den Gesichtern ablesen konnten. Jedes Organ kennzeichnet auch Gefühle und Emotionen, wie Angst, Stress, Aufregung, Kummer und Sorgen, die durch das Akupressing ebenfalls mitbehandelt werden, sodass sich dadurch eine Besserung des Hautbilds ergibt.

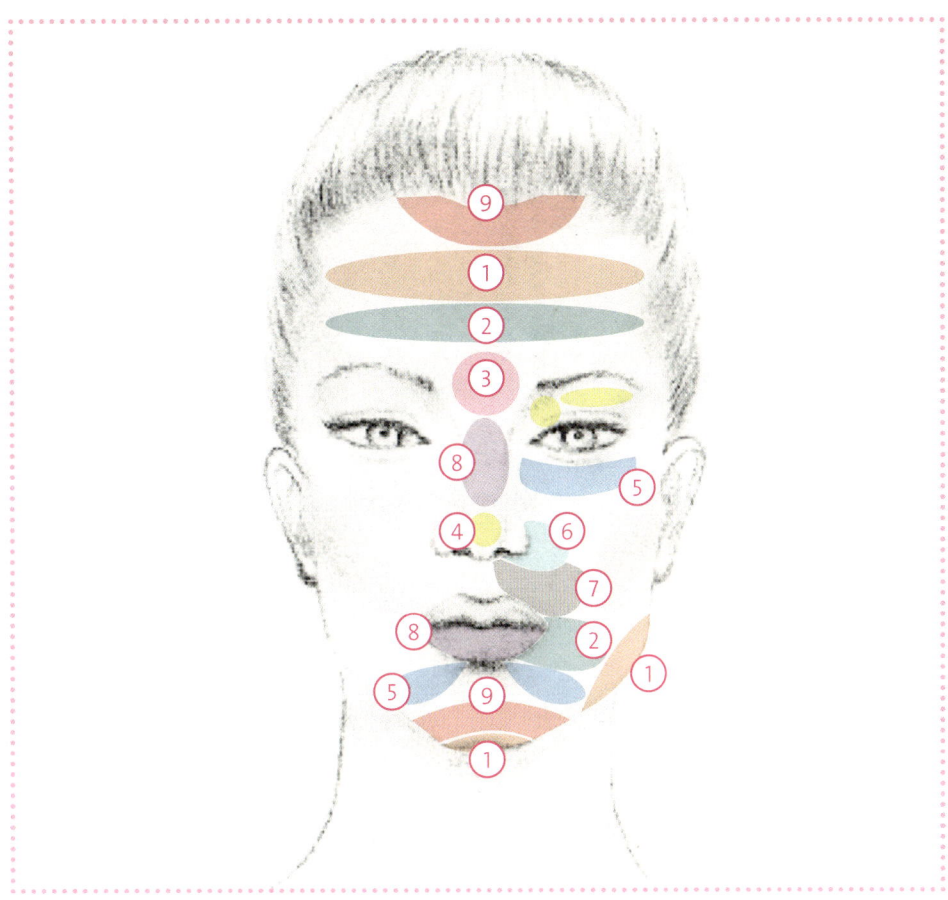

1. Blase = Loslassen falscher Glaubenssätze.

2. Dünndarm = Was will ich wirklich?

3. Leber = Alte Trauer, Vergangenheit loslassen.

4. Herz = Selbstliebe

5. Lunge = Was nimmt mir die Luft?

6. Dickdarm = Alte Verletzungen nicht loslassen wollen.

7. Niere = Beziehungsangst

8. Magen = Alles in sich hineinfressen.

9. Geschlechtsorgan/Hormone = Es ist gut, so zu sein, wie ich bin!

DIE NASOLABIALFALTEN IN BEZUG ZUM HERZEN

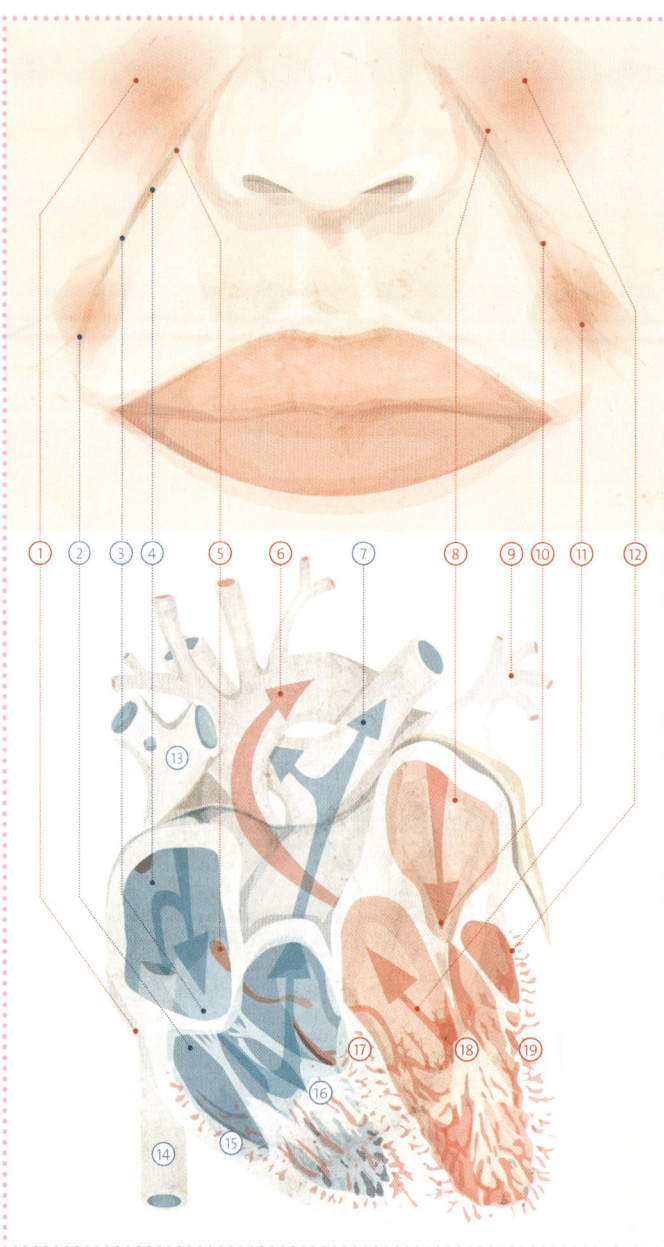

1. HERZBEUTEL
2. RECHTE KAMMER
3. SEGELKAPPE DREIZIPFLIG
4. RECHTER VORHOF
5. REIZLEITUNGSSYSTEM
6. KÖRPERSCHLAGADER
7. (LINKE) LUNGEN-
   SCHLAGADER
8. LINKER VORHOF
9. LUNGENVENE
10. SEGELKAPPE ZWEI-
    ZIPFLIG
11. LINKE KAMMER
12. HERZINNENHAUT
13. OBERE HOHLVENE
14. UNTERE HOHLVENE
15. HERZMUSKELWAND
    RECHTS
16. HERZKLAPPENMUSKEL
    RECHTS
17. HERZSCHEIDEWAND
18. HERZKLAPPENMUSKEL
    LINKS
19. HERZMUSKELWAND
    LINKS

Körper entgiften, Hautbild klären

Verdauung beginnt bereits im Mund, wo Zähne die Nahrung zerkleinern, der Speichel sie verflüssigt und die Aufspaltung der Kohlenhydrate beginnt. Dann weiter durch den Magen in den Zwölffingerdarm, von dort in den Dünndarm – das ist der längste und wichtigste Abschnitt, wo der Verdauung Sekrete beigefügt werden. Die Hauptaufgabe des Dünndarms besteht in der Aufnahme der Nahrungsbestandteile ins Blut. Er hat eine durch Falten und Zotten vielfach vergrößerte Schleimhautoberfläche von insgesamt 100 Quadratmetern. Im Dünndarm leben rund 500 verschiedene Mikroorganismen, die in der Lage sind, Nährstoffe, Vitamine, Mineralien und Wasser in großen Mengen zu absorbieren und ins Blut zu leiten. Der Dickdarm kümmert sich indes darum, dem Nahrungsbrei weiter Wasser zu entziehen. Wenn der Darm mit Toxinen überlastet ist, dann ist es höchste Zeit für eine Entgiftung. Hämorrhoiden zeigen sich dann, wenn man zu viele Toxine im Darm hat und es dadurch zu einem Rückstau zur Leber kommt. Durch eine Darmreinigung (z. B. einen Einlauf) können Sie Ihren Körper von den „Abfällen" befreien.

Was hat der Darm mit einer schönen Haut zu tun?

Gesundheit und Wohlbefinden hängen zum großen Teil vom Zustand unseres Darms ab. Denn alle Organe, das Bindegewebe und auch unsere Körperflüssigkeiten sind auf die gute Funktion des Darms angewiesen. Daher wird der Darm oft auch als „Schlüssel" zu einem gesunden Körper und einem gesunden Geist bezeichnet. Ich empfehle daher jedem, der sein Hautbild verbessern möchte, zwei Mal im Jahr eine Darmreinigung – und wenn nötig eine Darmspülung – zu machen. Man stärkt sein Immunsystem, und alle Organfunktionen verbessern sich. Pickel und unreine Haut verschwinden, ebenso wie Blähungen und Völlegefühl.
Es gibt verschiedene Arten der Darmreinigung, ich selbst bevorzuge eine Wildkräuter-Darmreinigung aus dem Amazonas, die man leider nur noch in den USA kaufen kann. Doch nach meinen Recherchen gibt es ein äquivalentes Präparat auch in Deutschland (Bezugsquelle s. Seite 139). Darmspülungen mit Wasser kann

man auch zu Hause bequem mit einem Irrigator aus der Apotheke vornehmen. Eine Hydro-Colontherapie führen nur Heilpraktiker durch, dabei wird der Dickdarm mithilfe eines entsprechenden Geräts durchgespült. Wie lange und wie oft Sie so eine Kur machen sollten, ist individuell zu entscheiden, holen Sie sich Rat bei einem erfahrenen Therapeuten.

Wie wirkt ein Darmeinlauf?

Ein Einlauf spült zunächst ältere Kotreste aus dem Darm. Gleichzeitig werden die schädlichen Mikroorganismen entfernt, anschließend können sich Darmflora und Darmschleimhäute im Rahmen einer Darmsanierung regenerieren. Ein Einlauf aktiviert außerdem die Darmperistaltik, verkürzt dadurch den Aufenthalt des Stuhls im Darm und reduziert die Rückvergiftung des Organismus.

Maya-Artefakt

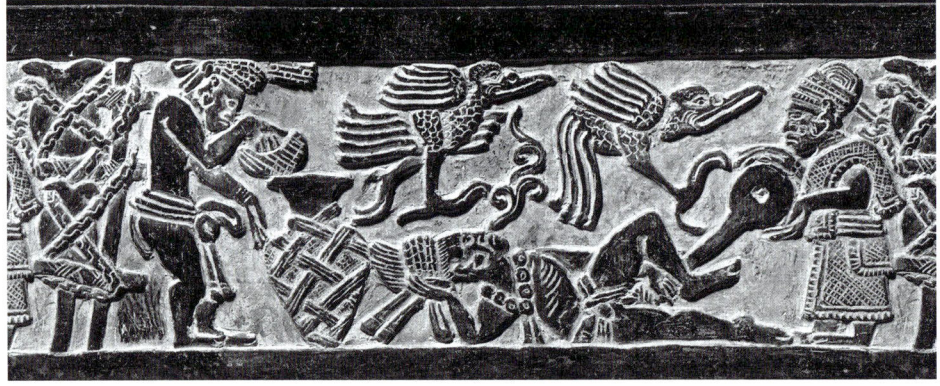

Es gibt viele Maya-Schnitzereien, die Menschen zeigen, die Einläufe machen. Diese praktische Therapie wusste sich die erfolgreiche Hochkultur bereits zunutze zu machen. Darmeinläufe mit einem Irrigator können Sie selber vornehmen, die Darm-Hydro-Colontherapie müssen Sie von einem Heilpraktiker oder Arzt durchführen lassen. Gleichzeitig sollten Sie Ihren Körper mit einer Entgiftung des Stoffwechsels unterstützen sowie mit einer emotionalen und mentalen Reinigung. Auch die Einnahme eines hochwertigen Präbiotikums („gute Bakterien") ist empfehlenswert, um den Aufbau einer gesunden Darmflora zu beschleunigen, das Gleichgewicht im Darm wiederherzustellen und den Verjüngungsprozess zu starten. Mit einer natürlichen, ganzheitlichen und organischen Ernährung (s. Seite 100ff.) in Kombination mit einer Entgiftung werden Sie auch keine weiteren toxischen Reaktionen in Ihrem Darm mehr haben.

Wie Sie Ihre Gesundheit wiederherstellen oder verbessern können und somit auch Ihr Aussehen und Wohlbefinden steigern, werde ich in einem späteren Buch detailliert erklären.

Da der gesamte Verdauungstrakt mit einem kräftigen Lymphsystem verbunden ist, um die Giftstoffe aus der Nahrung zu entsorgen, kann ein Darmreinigungsprodukt, das die Giftstoffe aufsaugt, auch zu einer Reinigung und Entlastung des Lymphsystems führen. Blockaden und Überlastungen der Lymphe werden behoben, ein freier Lymphfluss kann sich wieder einstellen.

Lymphe entlasten, Bindegewebe straffen

Das Lymphsystem ist neben dem Darm die zweite geniale Entgiftungsmaschinerie, mit der unser Körper ausgestattet ist. Es handelt sich um ein Netzwerk aus feinen Gefäßen, das mit dem Blutgefäßsystem zusammenarbeitet. Das Lymphsystem entsorgt überschüssige Zellflüssigkeit und Stoffwechselprodukte, entlastet den Körper von Toxinen, mit dem das Blut nicht fertiggeworden ist, wie Viren, Bakterien und Staub. Anders als das Kreislaufsystem, bei dem eine Pumpe (das Herz) das Blut in Bewegung hält, können wir das Lymphsystem nur durch regelmäßige Bewegung in Gang halten. Sammeln sich aufgrund von schlechter Ernährung, zu enger Kleidung oder zu viel Sitzen vermehrt Giftstoffe im

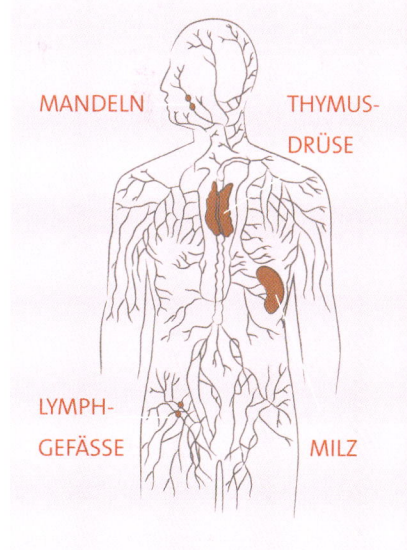

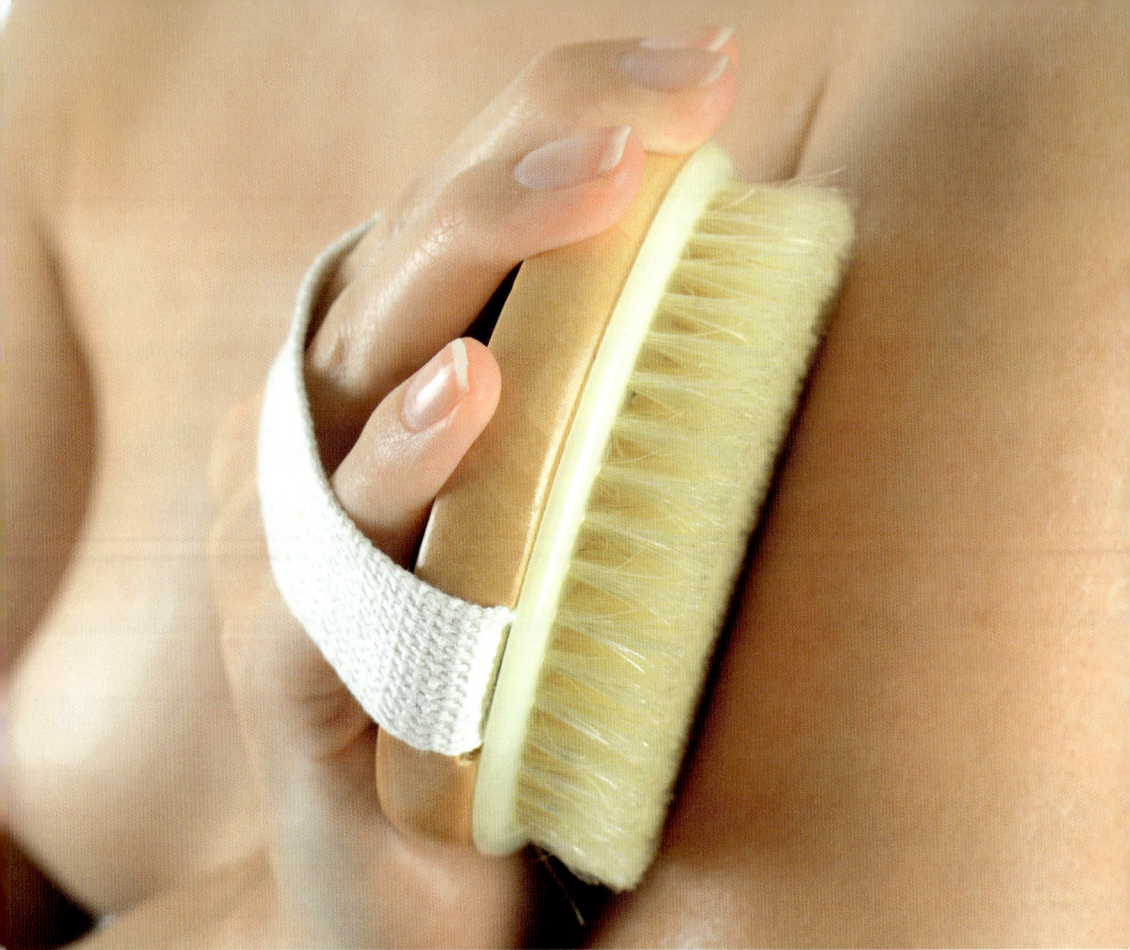

Körper an, wird der Fluss der Lymphe blockiert und damit die ganze Region, in der sich die Lymphe befindet.

Die Ansammlung von Fett, Eiweiß und anderen Abfallprodukten zeigt sich in Form von Grübchen, die sich an Armen, Oberschenkeln und am Gesäß bilden – auch bekannt als Cellulite.

Bewegung und Bürsten halten die Lymphe in Schwung

Wenn der Körper keine ausreichende Bewegung bekommt, lässt die Energieversorgung über die Meridiane ganze Gebiete „außen vor". Das äußert sich als „Stagnation der Energiefülle", also in einem Lymphstau oder einer „Energieleere", die sich in

Blässe und Trockenheit der Haut zeigt. Gut zur Lymphentlastung ist das Walken (20 Minuten täglich) und das Bounce for Health* sowie Trampolin springen (4 x wöchentlich mindestens 5 Minuten oder länger). Da das Bindegewebe den eigentlichen Halteapparat des Körpers bildet, unterstützt auch die Bürstenmassage die Lymphreinigung sehr effektiv und aktiviert den Lymphfluss.

Wirkungen des Trockenbürstens

- gesteigerte Durchblutung der Haut und somit verbesserter Hautstoffwechsel
- verringerte Infektanfälligkeit
- geistig aktivierend, erhöhte Leistungsbereitschaft, wohltuend, anregend
- Regulierung des Blutdrucks

Das Trockenbürsten nicht anwenden im Bereich von Krampfadern und entzündlichen Hauterkrankungen, bei nervöser Übererregbarkeit und sehr starker Körperbehaarung.

So geht's: Die Haut wird mit einer nicht zu harten Bürste (Naturhaar) oder einem Sisalhandschuh von den Extremitäten ausgehend zum Herzen hin mit Längsstrichen und kreisförmigen Bewegungen bearbeitet. An Armen und Beinen sollte der Druck bei herzwärts geführten Strichen leicht verstärkt und die Bürste ohne Druck zurückgeführt werden. Wenn Sie das Bürsten des gesamten Körpers als zu starken Reiz empfinden, behandeln Sie zunächst nur den Ober- und Unterkörper. Finden Sie Ihre individuellen Bedürfnisse und sensibilisieren Sie so Ihr Körperbewusstsein. Das Trockenbürsten aktiviert durch die Reizung der Mechano-Rezeptoren den ganzen Körper. Daher empfehle ich, morgens gleich nach dem Aufstehen zu bürsten. Für die Gesichtsbehandlung können Sie eine Babyhaarbürste verwenden.

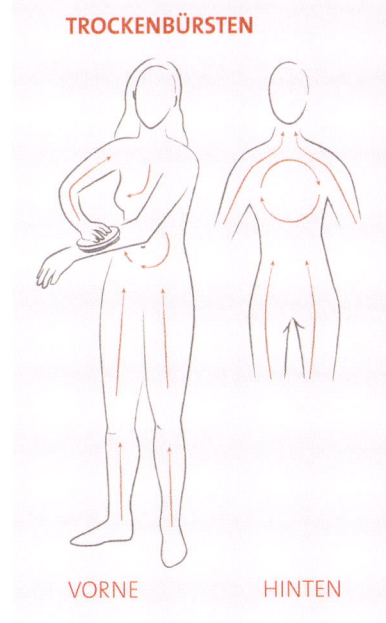

TROCKENBÜRSTEN

VORNE   HINTEN

Mit Kräutern die Lymphe reinigen

Das Klettenlabkraut *(Galium aparine)* wird in vielen Lymphknoten-Formeln verwendet. Es kann als Extrakt oder Tinktur oder als loses Kraut für Tees und Tinkturen erworben werden. Indigo ist ein anderes Kraut für die Entgiftung des Lymphsystems, ebenfalls geeignet sind Gelbwurzel und Echinacea. Auch Massagen mit einer Lymphcreme stimulieren die Lymphknoten, sie unterstützen die Lymphdrainage. Zusätzlich einmal wöchentlich in die Infrarot-Sauna gehen, sie durchdringt das tiefere Hautgewebe besser als eine normale Sauna, so können Gifte schneller ausgeschieden werden. Und last but not least: Vergessen Sie das Trinken nicht! Trinken Sie viel reines Wasser und spülen Sie die Gifte aus dem Körper (rund 2 Liter täglich trinken, das entspricht 8 Gläsern à 0,25 l über den Tag verteilt).

Gifte über den Mund loswerden

Über die Mundschleimhaut kann man den Körper wunderbar entgiften. Durch das Ölziehen werden Gifte und Erreger in der Mundhöhle gebunden, die Mundschleimhaut gestärkt und widerstandsfähiger gegen Infektionen gemacht. Lockere Zähne sollen sich wieder festigen, Zahnfleischbluten aufhören. Die Mundspülung mit Öl hilft auch bei Kopfschmerzen, Bronchitis, Lungen- und Leberleiden, Arthrose, Zahnschmerzen, Mundgeruch, Hautentzündungen, Magengeschwüren sowie Herz- und Nierenerkrankungen.

So geht's: 1 Esslöffel Öl drei Minuten im Mund hin und her bewegen, dann sofort ausspucken und die Zähne putzen. Am besten nehmen Sie biologisches Sonnenblumenöl, da der Geschmack nicht so streng ist wie der von Olivenöl.

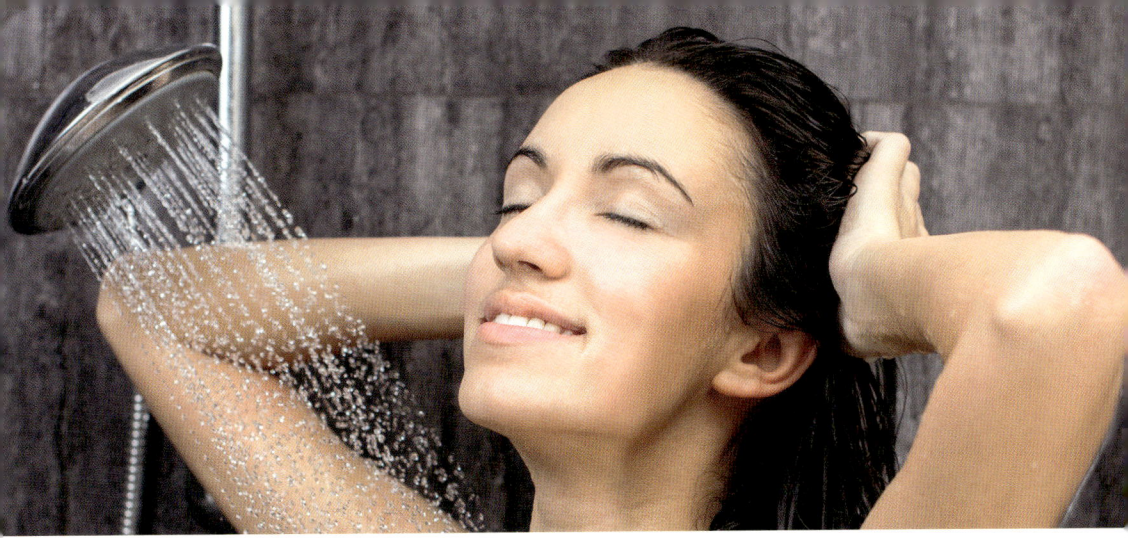

Entgiften über die Haut

In der Naturheilkunde bezeichnet man die Haut als „dritte Lunge" oder „dritte Niere", denn sie unterstützt die Ausscheidung von Toxinen aus dem Körper. Wohlgemerkt: Über die Haut nehmen wir mehr Fremdstoffe auf und scheiden mehr Abfallprodukte aus als über irgendein anderes Organ einschließlich des Dickdarms. Tagtäglich werden zwei Pfund Abfallprodukte über die Haut ausgeschieden, sie arbeitet Hand in Hand mit den Nieren. An heißen Tagen schwitzen wir besonders viele Toxine über die Haut aus, die Niere hat dann weniger zu tun.

So geht's: Abreibung mit Kaisernatron Sie nehmen einen Waschlappen oder eine Bürste mit in die Dusche, geben Natron (Natriumbikarbonat, aus der Drogerie) darauf und reiben Ihren Körper damit ab. Anschließend abduschen, fertig. Das Gleiche können Sie mit einem biologischen Ganzkörperpeeling machen.

Jungbrunnen Hormone

Auch ein optimierter Hormonhaushalt spielt eine wesentliche Rolle, damit die Schäden durch die energetischen Prozesse eingedämmt werden und die Alterung aufgehalten wird. Wie wichtig der Zusammenhang zwischen den weiblichen Hormonen (Progesteron, Östriol), dem Wohlbefinden und der Schönheit der Frau ist, zeigt sich in Haut, Haaren und Nägeln. Die Hormone reparieren und regulieren zudem die Körperfunktionen, und da im Alter weniger körpereigene Hormone produziert werden, verliert der Körper auch die Fähigkeit, sich selbst zu reparieren und zu regulieren. In den Wechseljahren der Frau tritt häufig eine Verschlechterung der Hautsituation ein, zeitgleich lässt die Aktivität der Eierstöcke nach. Dazu kommen Hitzewallungen und Schlaflosigkeit, beides trägt zur vorzeitigen Alterung bei.

ÜBERSICHT:
DIE 7 ENDOKRINEN DRÜSEN

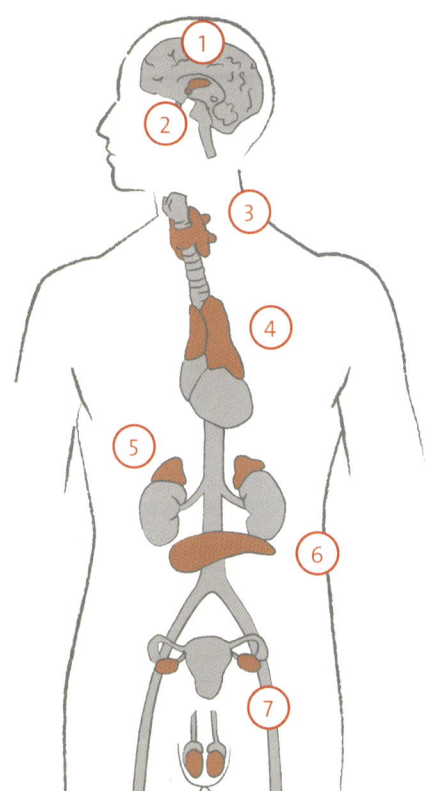

1. Epiphyse (Zirbeldrüse)
2. Hypophyse/Hypothalamus
3. Schilddrüse
4. Thymus

5. Nebennieren
6. Bauchspeicheldrüse (Pankreas)
7. Eierstöcke (Ovarien) – Hoden (Testes)

Funktionen und Aufgaben der 7 endokrinen Drüsen

Endokrine Drüsen bestehen aus Ansammlungen Hormone produzierender Zellen mit den dazugehörigen Kapillaren. Sie sind im Bindegewebe eingelagert oder bilden eigenständige Organe (wie Hypophyse, Schilddrüse, Nebennieren etc.). Endokrine Drüsen haben keine Ausführungsgänge, ihre Produkte werden direkt in die Kapillarenflüssigkeit (Blut) abgegeben. Hormone sind chemisch aktive Stoffe, die ihre Wirkung immer außerhalb ihres Bildungsortes entfalten. Im Einklang mit dem Nervensystem koordinieren sie die Aktivitäten verschiedener, oft nicht in sichtbarem Zusammenhang stehender Strukturen, indem sie verschiedene Funktionen aktivieren oder blockieren. Das führt je nach Hormon zu Wachstum, Ovulationszyklen (Eisprung), metabolischem (Stoffwechsel-)Gleichgewicht etc.

Die Aufgaben der einzelnen endokrinen Drüsen

1. Im Großhirn befindet sich die **Epiphyse** oder Zirbeldrüse. Die **Zirbeldrüse** wandelt die Aminosäure Tryptophan in Serotonin (Neurotransmitter) und das Serotonin weiter in Melatonin um. Das Melatonin wird in die Rückenmarksflüssigkeit abgegeben, über die es sich im gesamten Körper verteilt. Die Ausschüttung hängt stark mit unserem Schlaf-Wach-Rhythmus zusammen. Übrigens stören alle Mikrowellen, z. B. von Mobiltelefonen, Computern, Smartphones, die Melatonin-Synthese mit negativen Folgen für unsere Gesundheit.

2. Die Hypophyse ist in unseren Jugendjahren zuständig für das Wachstum und ein Steuerungshormon für den Hypothalamus (Areal im Zwischenhirn), der die Ausschüttung der verschiedenen Hormone im Körper reguliert.

3. Die Schilddrüse steuert die Thyroxin-Ausschüttung, unterstützt den Stoffwechsel und das Körperwachstum. Sie ist ein sehr wichtiges Organ, das unseren ganzen Hormonhaushalt, den Blutdruck, Leber, Herz und Nieren beeinflusst und im Gleichgewicht hält. Bei einer Schilddrüsenunterfunktion (Hypothyreose) produziert

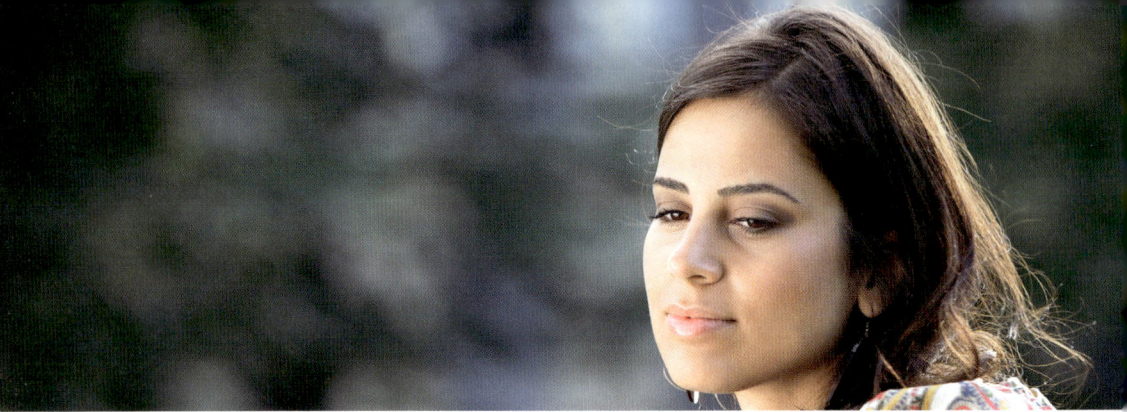

die Schilddrüse zu wenig Hormone, dadurch kommt es zu einer verlangsamten Funktion zahlreicher Körperorgane, und es zeigen sich Symptome wie Müdigkeit, Gewichtszunahme, Konzentrationsstörungen, Frieren, Antriebslosigkeit und die Neigung zu Verstopfung.

4. Die Thymusdrüse ist zuständig für die zelluläre Immunität. Diese Drüse bildet sich nach der Pubertät zurück, ist aber wichtig für das Immunsystem. Das Beklopfen der Thymusdrüse (s. Übung rechts) unterstützt die Stabilität und die Verjüngung des Immunsystems.

5. Die Nebennieren (NN) regulieren und überwachen die Stresshormone Adrenalin und Noradrenalin. Somit haben sie Einfluss auf das Nervensystem. Die NN stehen unter der Hormonsteuerung der Hypophyse, und das hat Auswirkungen auf die männlichen und weiblichen Geschlechtshormone. Wenn die Nebennieren unter Stress geraten, schütten sie nicht mehr genügend Cortisol (Adrenals-Steroide/DHEA-Dehydroepiandrosteron) aus. Das DHEA lässt sich in der Hormontherapie substituieren.

6. Der Pankreas (Bauchspeicheldrüse) regelt den Blutzuckergehalt des Körpers (Insulinproduktion).

7. Die Keimdrüsen (Ovarien/Testes) sind zuständig für die Sexualhormone (Adrenalin, Noradrenalin-17-Östradiol). Generell sind die Östrogene die wichtigsten weiblichen Geschlechtshormone. Sie werden vor allem in den Keimdrüsen sowie indirekt aus bestimmten Nebennierenrinden-Hormonen gebildet.

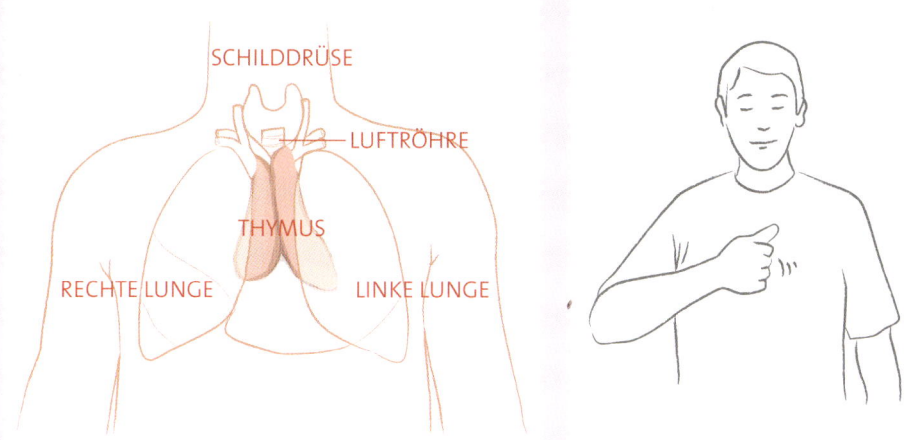

SCHILDDRÜSE

LUFTRÖHRE

THYMUS

RECHTE LUNGE　　LINKE LUNGE

Übung: Die Thymusdrüse beklopfen

Auch über die Thymusdrüse kann man die
Hormondrüsen in seinem Körper aktivieren. Sie gehört zum
lymphatischen System, und hier werden T- und B-Lympho-
zyten gebildet, die Abwehrzellen bilden und unser Immunsystem
unterstützen. Mit einer Affirmation gekoppelt ist das Klopfen besonders
wirkungsvoll: „Ich bin gesund und meine Zellen verjüngen sich jetzt."
Hilft auch in jeder Situation, in der Sie nervös sind.

So geht's: Die Drüse sitzt in der Körpermitte etwa 4 Finger breit unterhalb der Hals-
kuhle im mittleren Bereich des Brustkorbs hinter dem Brustbein. Damit Sie wissen,
worauf Sie klopfen müssen: Gehen Sie so vor, dass Sie mit der Faust gegen den
Uhrzeigersinn auf die Mitte Ihres Brustkorbs klopfen.
Klopfen Sie circa zehn bis zwölf Mal auf den Brustkorb. Falls möglich, können Sie
das Klopfen mit leichtem Summen unterstützen. Dann sollte zu spüren sein, wie
Energie und Kraft in Ihrem Körper wieder erwachen und ein entspanntes Gefühl
aufkommt. Das tut gut und hilft auch, Stress abzubauen.

Wann eine Hormonsubstitution sinnvoll ist

Ich empfehle jeder Frau, schon vor den Wechseljahren einen Hormontest machen zu lassen, da die Hormonsubstitution genau abgestimmt sein muss auf ihren Körper. Es gibt in unserem Organismus keine isolierte Regulation, alles hat einen Rhythmus und arbeitet in einer bestimmten Ordnung zusammen. Auch die Hormone sind nicht gesondert zu sehen, sondern wirken im Verband. Mit einer eingehenden Hormon-Untersuchung stellt man fest, an welchen Hormonen ein Mangel besteht. Nur diese werden ersetzt. Die Substitution erfolgt mit natürlichen Hormonen, die es heute als Gels oder Cremes gibt. In der Regel werden folgende Hormone ausgeglichen: DHEA, 5-HTP, Östrogen, Progesteron, Testosteron und Melatonin. Mit einer individuellen Dosierung können Sie Ihre Lebensqualität beträchtlich steigern. Die älteste Methode der Hormonbehandlung ist übrigens der Sexualverkehr – wie es Prof. Johannes Huber aus Wien formulierte. Jeder Mann bekommt beim Geschlechtsakt von seiner Partnerin über die Vaginalsekrete Östrogene zugeführt, die ihm helfen, die Anstrengungen eines Koitus zu überstehen. Umgekehrt erhält die Frau vom Mann mit seiner Samenflüssigkeit Testosteron, das ihre Lust beim Geschlechtsverkehr steigert.

Alternative Hormon-Pusher

Auch ich gehöre zu den Frauen, die in den Wechseljahren keine befriedigende Unterstützung von Seiten der Ärzte bekommen haben – wegen mangelnder Kenntnis und ungenügender Forschung in der Wissenschaft auf diesem Gebiet. Ich habe mich selbst mit Akupunktur und Auriculotherapie behandelt, meine Ernährung und Bewegung umgestellt und natürliche Hormone supplementiert, die mir fehlten. Mithilfe der Ohrakupunktur kann man zwar einige Hormone über einen längeren Zeitraum aktivieren (s. Hormonpunkte Ohr S. 88f.), das reicht aber nicht für die gesamte Verjüngung aus. Sehr effektiv zur täglichen Aktivierung Ihrer Hormondrüsen sind spezielle Körperübungen wie Hormon-Yoga oder die 5 Tibeter von Peter Kelder („Geheimnisse der Jugend und Vitalität"). Die Übungen dauern täglich nicht länger als 10 Minuten und haben eine gezielte Wirkung auf die Hormondrüsen.

Auch mithilfe der Ernährung kann man seine eigene Hormonproduktion auf natürliche Weise wieder anregen und damit den Alterungsprozess verlangsamen. Bestimmte Nahrungsmittel enthalten Substanzen, die dem Östrogen ähnlich sind: Möhren, Sesam, Pflaumen, Knoblauch, Alfalfa-Sprossen, Kürbis, Fenchel, Leinsamen, Rotklee-Sprossen, Äpfel, grüne Bohnen, Hopfen, Rhabarber, Roggen, Soja, Sojasprossen, Rote Beete, Weißkohl, Radicchio, Süßholz, Kirschen, Papayas, Oliven, Mais, Petersilie, getrocknete Erbsen, Gurken, Kartoffeln, Wild-Yamswurzeln.

Die 5 Tibeter: Zur Aktivierung der Hormondrüsen

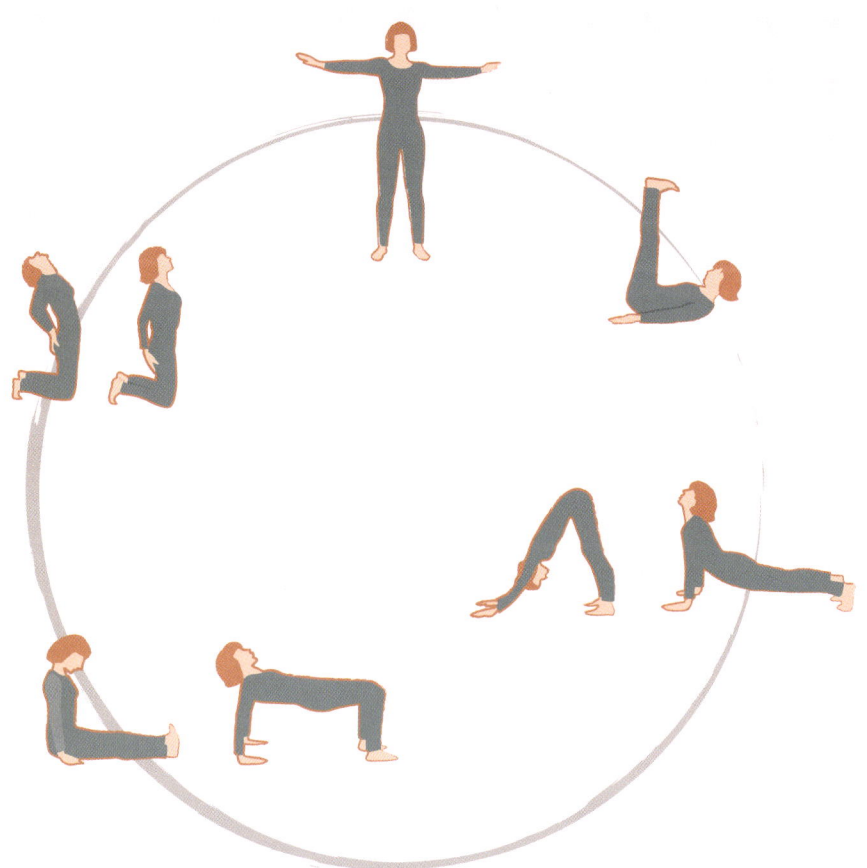

Die Haut – Spiegel der Seele

Die Haut ist wie ein Aufnahmegerät unserer inneren Kommunikation. Wendungen wie: „Ich könnte aus der Haut fahren!" oder: „Das kratzt und juckt mich überhaupt nicht!" zeigen, dass die Haut für unsere Stimmungen und Gefühle steht. Je feinporiger und zarter die Haut, desto empfindsamer ist ein Mensch. Menschen mit der Neigung zu Hauterkrankungen haben sehr häufig eine feinere Haut und sind „zart besaitet". Bei Hauterkrankungen geht es symbolisch gesehen um Nähe und Zärtlichkeit, Kontakt und Abgrenzung, denn die Haut grenzt den einen Menschen vom anderen ab. Hautsymptome weisen so auf entsprechende Spannungen im Körper hin und zeigen oft schnell und deutlich direkte Reaktionen auf seelisch-geistige Abläufe. Das beginnt schon mit einem Pickel im Gesicht oder Hautausschlägen und Allergien, die sich in den jeweiligen Organzonen manifestieren können. In meiner Praxis habe ich viele Male Menschen fünf oder sogar zehn Jahre jünger werden sehen, nachdem alte emotionale Narben entfernt waren. Schauen Sie sich um: Wer sind die jungen Menschen, die Sie kennen, im Alter von über vierzig? Sind sie mürrisch, nachtragend, pessimistisch, wütend? Oder sind das fröhliche, optimistische, gutmütige Menschen? Fakt ist: Ein emotionales Facelifting, begleitend zur praktischen Akupressur, lässt Sie jünger empfinden und jünger aussehen!

Positive Glaubenssätze glätten die Haut

Vor einiger Zeit las ich einen Fachartikel über Hautalterung, aus dem ich kurz zitieren möchte: „Manche Gesichter leuchten auf und werden schöner, je älter sie werden. Andere dagegen sehen alt und müde aus". Woran liegt das? Die Wissenschaft sagt: zur Hälfte an den Genen und zur anderen Hälfte an der Art, wie wir leben. Zu viel Sonne, Zigaretten, Alkohol, Drogen und eine schlampige Ernährung sind die schlimmsten Faltenmacher, denn Zellgifte gehen auf Kosten der Bindegewebsstabilität. Und ich möchte noch ergänzen: Auch die Lebenseinstellung spielt eine Rolle, denn unsere Mimik ist Ausdruck unseres Seelenzustands. Lachfältchen und Zornesfalten haben ihren Namen nicht umsonst. Der Zellbiologe Bruce Lipton* sagt, dass

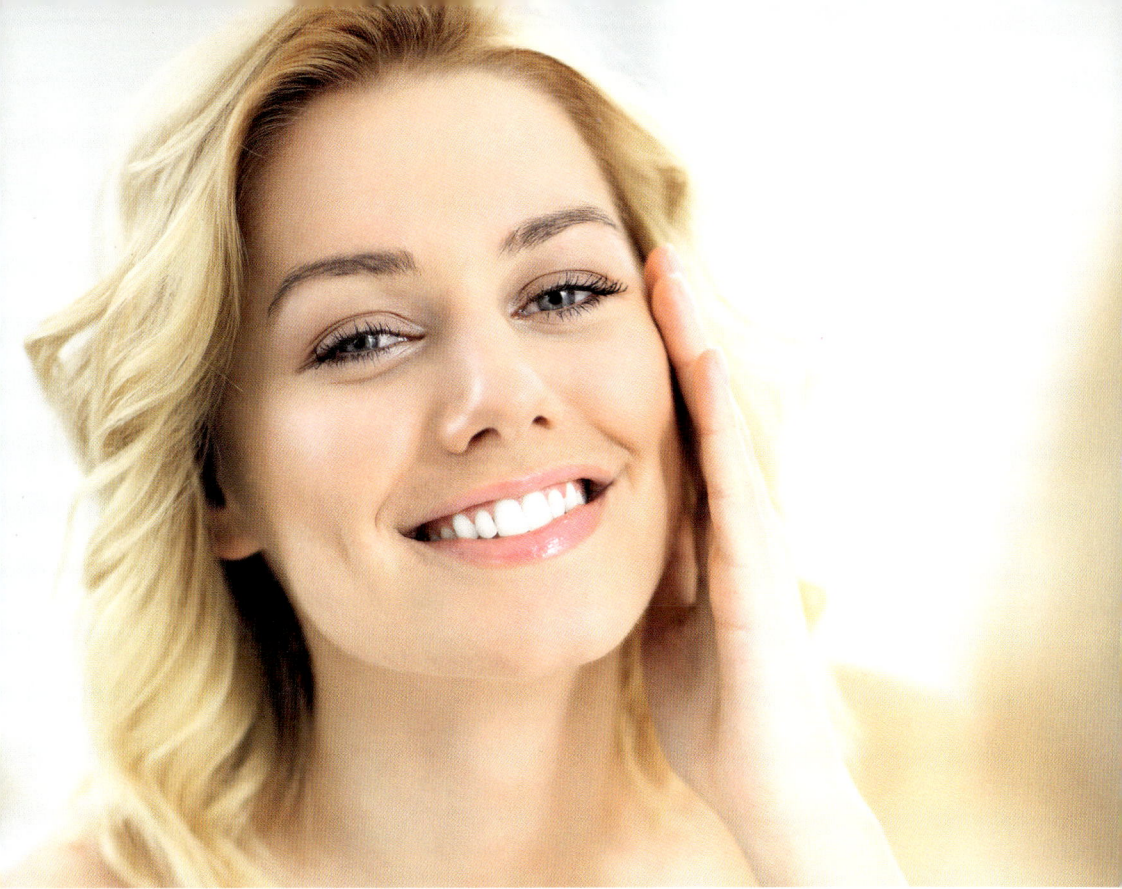

alle Einstellungen und Verhaltensmuster sowie das Glaubenssystem der Familie an die Kinder weitergegeben werden. Es sind die Glaubenssätze und Sichtweisen, mit denen wir aufgewachsen sind, die uns prägen, wie zum Beispiel: „In meiner Familie werden alle nicht älter als 70 Jahre" oder: „Mit 50 Jahren ist man verbraucht, und es geht abwärts", „Jetzt bin ich 45 Jahre, da fingen meine Mutter und Großmutter an krank zu werden, nun kommt es bei mir auch bald" usw. Ändern Sie Ihre diesbezügliche Einstellung und Ihre Sichtweise. Wenn Sie erwarten, dass Sie nicht älter als 80 Jahre werden, weil das Ihrer Erfahrung in der Familie und Ihrem menschlichen Umfeld entspricht, dann wird sich diese Erwartung auch verwirklichen. Das sind Sichtweisen und Grundüberzeugungen, die Sie übernommen und verinnerlicht haben. In der Bibel steht: „Nach deinem Glauben soll Dir geschehen." Und nach unserem Glauben geschieht es uns tatsächlich: Alle Gedanken und Gefühle bewirken messbare Tendenzen im Körper – positive oder negative.

Stärken Sie das Organ Ihrer Persönlichkeit

Ihr Gehirn ist mitbeteiligt an allem, was Sie tun. Wie Sie denken, wie Sie sich fühlen, wie Sie handeln und natürlich auch daran, wie Sie mit anderen Menschen auskommen. Es ist also das Organ der Persönlichkeit, des Charakters und der Intelligenz. Wenn Ihr Gehirn gut funktioniert, funktionieren Sie auch richtig. Sie sind fröhlich und körperlich gesund, treffen bessere Entscheidungen, leben länger und sind vermögender. Ist Ihr Gehirn dagegen durcheinander, z. B. nach emotionalen Traumen, dann haben Sie mehr Ärger im Leben, werden öfter krank, sehen schlechter aus und sind vielleicht sogar weniger erfolgreich.

Wenn Sie etwas in Ihrem Leben verändern wollen, verändern Sie Ihre Gedanken und Ihre Sichtweise auf die Realität um Sie herum. Denn durch die gleichen Gedanken, die wir täglich denken, erzeugen wir immer wieder die gleiche Realität und darauf folgt der immer gleiche Ablauf im Leben. Die Gedanken sind die Sprache des Gehirns und die Gefühle die Sprache des Körpers. Sowie Sie einen Gedanken denken, erzeugt dieser Botenstoffe (Neuropeptide), die er an den Körper schickt. Darauf reagiert der Körper mit einer Emotion, er schüttet chemische Botenstoffe aus, die unser Gehirn beeinflussen: Dann denken wir, was wir gerade fühlen.

Wenn Sie sich zum Beispiel jeden Morgen im Spiegel anschauen und denken: „Was hab' ich für viele Falten um die Augen", „Da sind ja noch mehr Altersflecken im Gesicht", dann entstehen immer dieselben Signale, und der Körper übernimmt die vom Gehirn übersendeten Emotionen. So wie Sie mit Gedanken auf Ihre Schönheit einwirken, beeinflussen Sie mit Gedanken auch Ihr Umfeld. Denn Gedanken erzeugen Emotionen, und zusammen senden sie ein elektromagnetisches Signal in das Feld hinaus. Was Sie aussenden, kommt magnetisch zu Ihnen zurück!

Sich auf die Kraft der Gedanken einstimmen

Wir alle kennen Situationen, die wir hinterher am liebsten ungeschehen gemacht hätten. Wir sagen dazu, es war ein Fehler oder Irrtum: „Das war blöd von mir", „Wie konnte ich nur so etwas Dummes tun?", „Ich bringe immer alles durcheinander" usw. Wir sind so programmiert, uns auf diese Weise zu verurteilen, eine Handlung für „falsch" oder „schlecht" zu erklären. Nutzen Sie diese destruktiven Energien zukünftig lieber für positive Veränderungen und streichen Sie Worte wie „hätte" und „sollen" aus Ihrem Vokabular. Denn diese Worte bedeuten: Es gibt keine Wahl! Wenn ein Mensch eine Forderung wie „du musst" hört, neigt er automatisch dazu, Widerstand zu leisten, weil er sich in seiner Autonomie bedroht fühlt. Der Mensch will frei sein. Fragen Sie sich daher lieber: „Welches Bedürfnis könnte ich mir jetzt erfüllen, um mich wieder schön und gesund zu fühlen?" Unsere Aufgabe besteht darin herauszufinden, was wir wirklich möchten. Nehmen Sie Verbindung mit Ihren Gefühlen und Bedürfnissen auf, die durch eine Handlung hervorgerufen wurden, die Sie bedauern. Verzeihen Sie sich und treffen Sie eine neue Wahl!

Ich weiß, dass ich es schaffe!

Wie ich bereits erwähnt habe, ist es wichtig, dass Ihre bewussten und unbewussten Gedanken und Absichten synchron laufen. Wenn Sie sagen: „Ich weiß, dass ich das schaffe", sorgen Sie dafür, dass dieser Gedanke tief in Ihnen mit Ihnen im Einklang ist. Wenn ich mir heute Dinge ausdenke und durchdenke, wie ich sie machen will und bekommen kann, dann bin ich immer in guter Erwartung und trage das Gefühl in mir, dass diese Dinge auch ganz gewiss eintreffen. Dann werden Menschen oder Möglichkeiten in mein Leben kommen, die mich meinem Ziel näher bringen. Behalten Sie Ihr Ziel im Geist. Setzen Sie eine klare Absicht, gehen Sie dann aus dem Weg und lassen Sie das Unbewusste für sich arbeiten.

„Der Gedanke ist die Matrix aller Schöpfung."
(Paramahansa Yogananda)

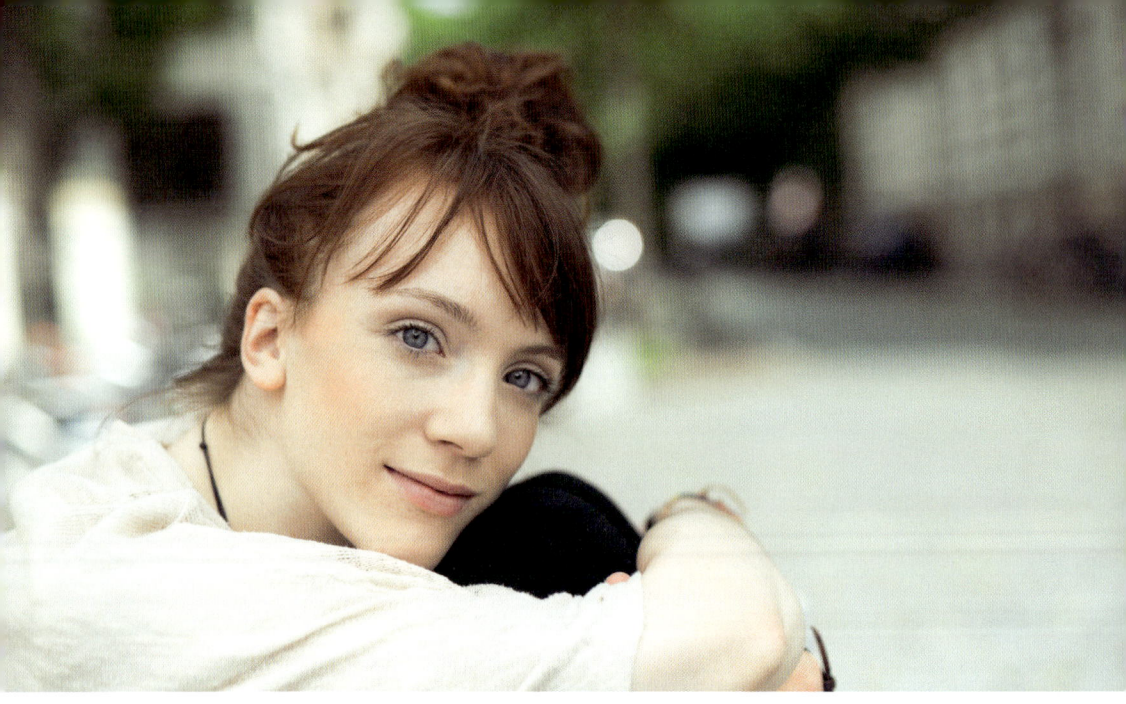

Ich bin schön!

Statistiken zeigen, dass 70 Prozent aller Menschen ihr Aussehen nicht lieben. Kommt das daher, weil man nicht dem Ideal entspricht, das uns Marketing-Gurus als schön verkaufen wollen? Oder weil Sie der Welt der Models und Modezeitschriften nicht entsprechen? Was ist es wirklich? Was möchten Sie an sich verändern? Sie können sich schon denken, dass Selbstliebe eine wichtige Voraussetzung für Ihren Erfolg in der Schönheitsbehandlung bildet. So wie man sich um seine beste Freundin kümmert, sollte man auch auf sich selbst achtgeben. Übernehmen Sie Verantwortung, statt in Ihrer Opfermentalität stecken zu bleiben und eine pessimistische Grundhaltung zu pflegen. Sie werden genau das anziehen und das erleben, woran Sie innerlich glauben: Wenn Sie Freude denken, werden Sie Freude haben. Wenn Sie Schönheit denken, werden Sie Schönheit haben. Sie sind genau das, woran Sie denken. Denn alles, was Sie denken, werden Sie in Form von Gefühlen in Ihrem Inneren auch werden. Ihr Unterbewusstsein wird es speichern – und es wird früher oder später zu einer Ihrer Fähigkeiten, ob gut oder schlecht. Fragen Sie sich, was Sie gerne an sich verändern möchten!

Welche Wahrnehmung haben Sie von Ihrem Körper, die Sie verändern möchten? Wie fühlt sich das an?

Um Ihre „Software" auszutauschen, können Sie in der Meditation ein Schönheits-programm einbauen und Ihre Zellen auf jung programmieren (s. Übung unten zur Zellerneuerung). **Denken Sie daran:**

Wenn Sie etwas verändern wollen in Ihrem Leben, setzen Sie eine klare Absicht:

1. Das hat sich jetzt zu verändern! Ich wähle jetzt ....

2. Stellen Sie sich dann eine Frage: Wie kann ich das verändern? Welchen Beitrag kann ich jetzt dafür leisten? ....

Auf diese Weise kommen mehr Möglichkeiten in Ihr Leben.

3. Die Frequenz von Dankbarkeit ist sehr hoch. Wenn Sie sich im Voraus für das bedanken, was Sie noch nicht haben, errreichen Sie Ihr Ziel schneller.

Übung: Sich auf sein Ziel konzentrieren

Gedanklich setzen Sie fest, was Sie verändern wollen. Setzen Sie eine klare Absicht, z. B. Ihre Augenfalten zu verringern. Dann visualisieren Sie den Vorgang ganz genau, indem Sie ein Bild von sich mit 25 Jahren zu Hilfe nehmen. Sagen Sie laut zu sich selbst: „Das ist deine Zellerneuerung. So möchte ich jetzt wieder aussehen". Schreiben Sie das Programm, das in Ihrem Unterbewusstsein gespeichert ist, um. So können Sie Ihre Zellen verjüngen, Falten reduzieren, Ihr Hautbild zu verbesssern, an Ihrem Lymphfluss oder Blutkreislauf arbeiten etc. Sie werden Ihren Körper immer deutlicher spüren und ihn genauer empfinden. Hier geht es darum, dass Sie Ihre Konzentration aufrechterhalten und nicht zulassen, dass Ihr Geist abschweift. Konzentrieren Sie sich immer wieder auf das, was Sie wollen (Ihr Ziel)!

Dann werden Sie sich Gedanke für Gedanke von Ihren blockierenden Denkmustern befreien. Somit bringen Sie sich auf eine höhere Schwingung/ Frequenz und sind jetzt bereit zu empfangen. Auf allen Ebenen: körperlich, mental, emotional und spirituell. Am Anfang genügen zehn Minuten Meditation täglich, um eine Verände-rung zu erreichen.

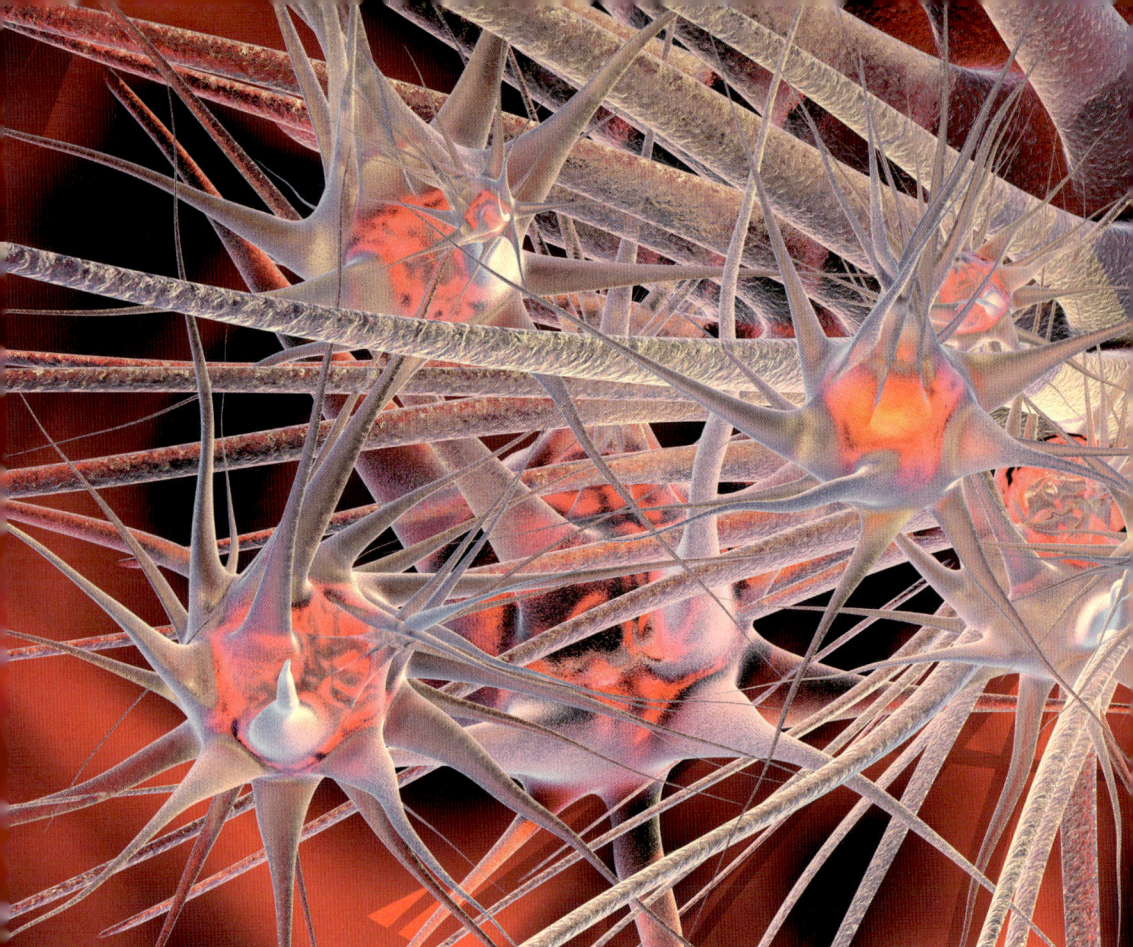

Neue Gewohnheiten entwickeln

Unser Unterbewusstsein unterscheidet nicht zwischen einem Vorgang im „wahren Leben" und einer Vorstellung in unserem Kopf. So können viele Situationen bereits im Vorfeld durch Imagination einstudiert werden. Das machen Chirurgen am OP-Tisch und Hochleistungssportler vor dem Wettkampf. Wichtig ist, sich jeden kleinen Schritt einzuprägen, immer und immer wieder, bis er Ihnen zur Gewohnheit wird. Imagination ist harte Arbeit und hat auch nichts mit Träumen zu tun. **Und darum geht es:** Jedes Mal, wenn wir etwas Neues erfahren durch Sehen, Schmecken, Riechen, Tasten oder Erzählen, wird ein Update ans Gehirn geschickt und chemische Verbindungen ausgeschüttet, die sogenannten Neurotransmitter. Diese beeinflussen unsere Empfindungen, und das Endprodukt ist ein Gefühl oder eine Emotion. Gefühle und Emotionen sind also die Endprodukte unserer Erfahrungen und kreieren unsere Realität. Mit unseren jetzigen Gedanken kreieren wir unsere Zukunft. Und wenn Sie etwas Neues einüben oder über etwas nachdenken, das Sie wirklich wollen, über mindestens 21 Tage 1 Std./täglich, schaffen Sie neue Vernetzungen im Gehirn (Nervenbahnen) und diese Veränderbarkeit des Gehirns (Synapsen, Nerven, ganze Areale), nennt man „Neuroplastizität". Wenn wir das Gelernte immer wieder wiederholen, stärken wir die Vernetzung der Neuronen. Wenn wir damit aufhören, werden diese Verbindungen wieder aufgelöst und die Erinnerung gelöscht.

Übung: So wird mein Tag sein

Nehmen Sie sich jeden Morgen eine Viertelstunde Zeit, nur für sich, bleiben Sie am besten im Bett liegen und spielen Sie Ihren Tag gedanklich durch. Stellen Sie sich alle Situationen vor, wagen Sie einen kleinen Blick in die Zukunft. Wie wird dieser Tag werden? Was wird an diesem Tag wohl gut werden, was weniger gut? Nehmen Sie den Tagesablauf gedanklich vorweg. Fragen Sie sich: „Welchen Beitrag kann ich heute für meine Schönheit leisten, Gesundheit, Freunde, mein Geschäft?" Indem Sie sich fragen, was Sie machen müssen, damit der kommende Tag wirklich Ihr Tag wird, sind Sie auf dem besten Weg, diesen Tag erfolgreich zu gestalten. Versuchen Sie, Ihre Gedanken zu sortieren. Versuchen Sie weiterhin zu unterscheiden, worüber Sie eher positiv und worüber Sie eher negativ denken. Und bei jedem negativen Gedanken, bei dem Sie sich ertappen, sagen Sie bitte sofort laut: **„Stopp! Umschalten!"** Und fragen Sie sich, ob Sie das nicht anders, positiv, denken können? Wenn Sie den Tag so bewusst beginnen, haben Sie schon viel erreicht. Sie haben gedanklich bereits Situationen und Ereignisse durchdacht oder gesehen.
Ihr Körper gehorcht dem Befehl Ihres Geistes durch Worte.
Und Sie sind bestens vorbereitet auf das, was kommt.
Egal, ob gut oder schlecht, Sie werden beide Situationen
gut meistern können.

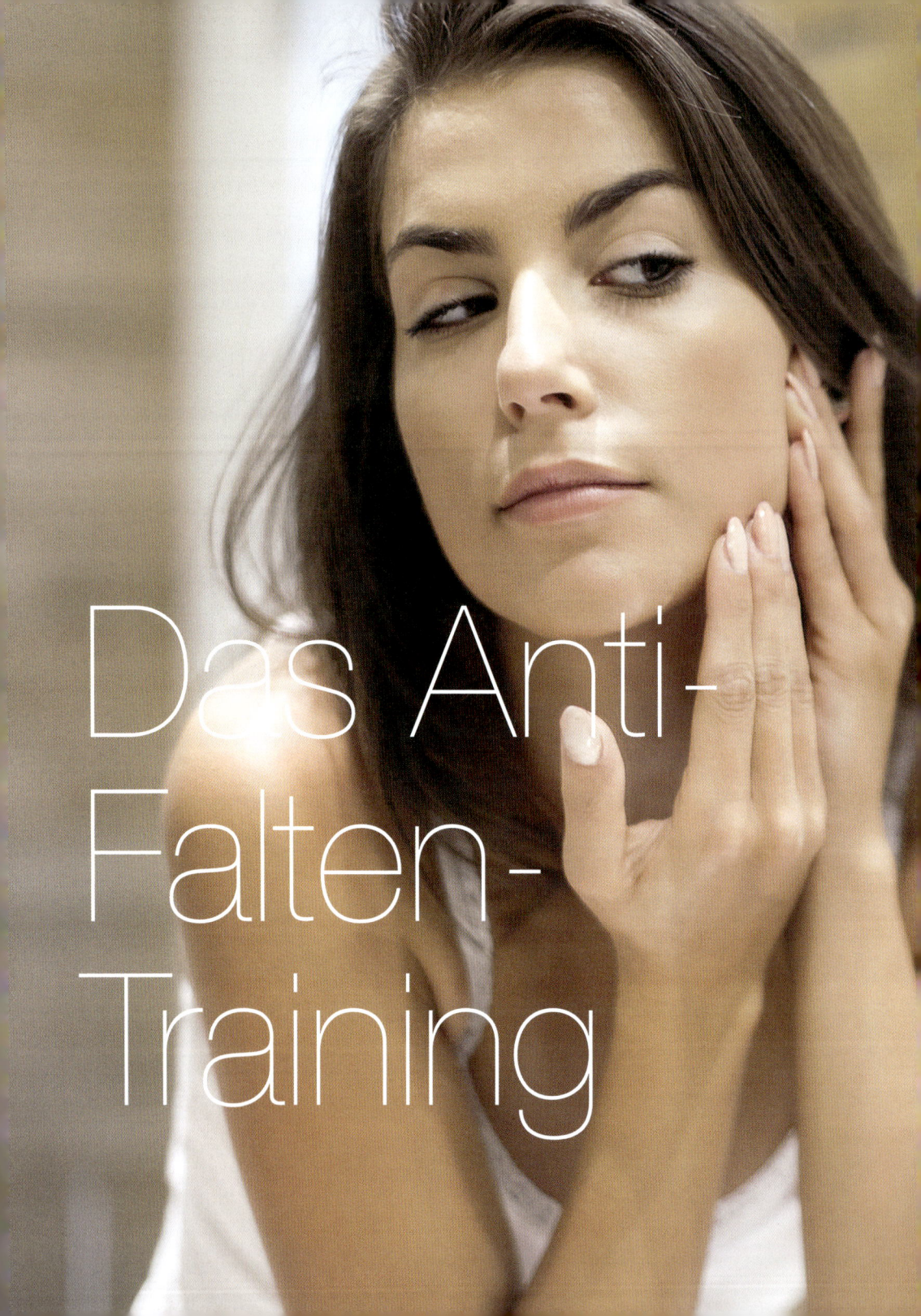

Das Anti-Falten-Training

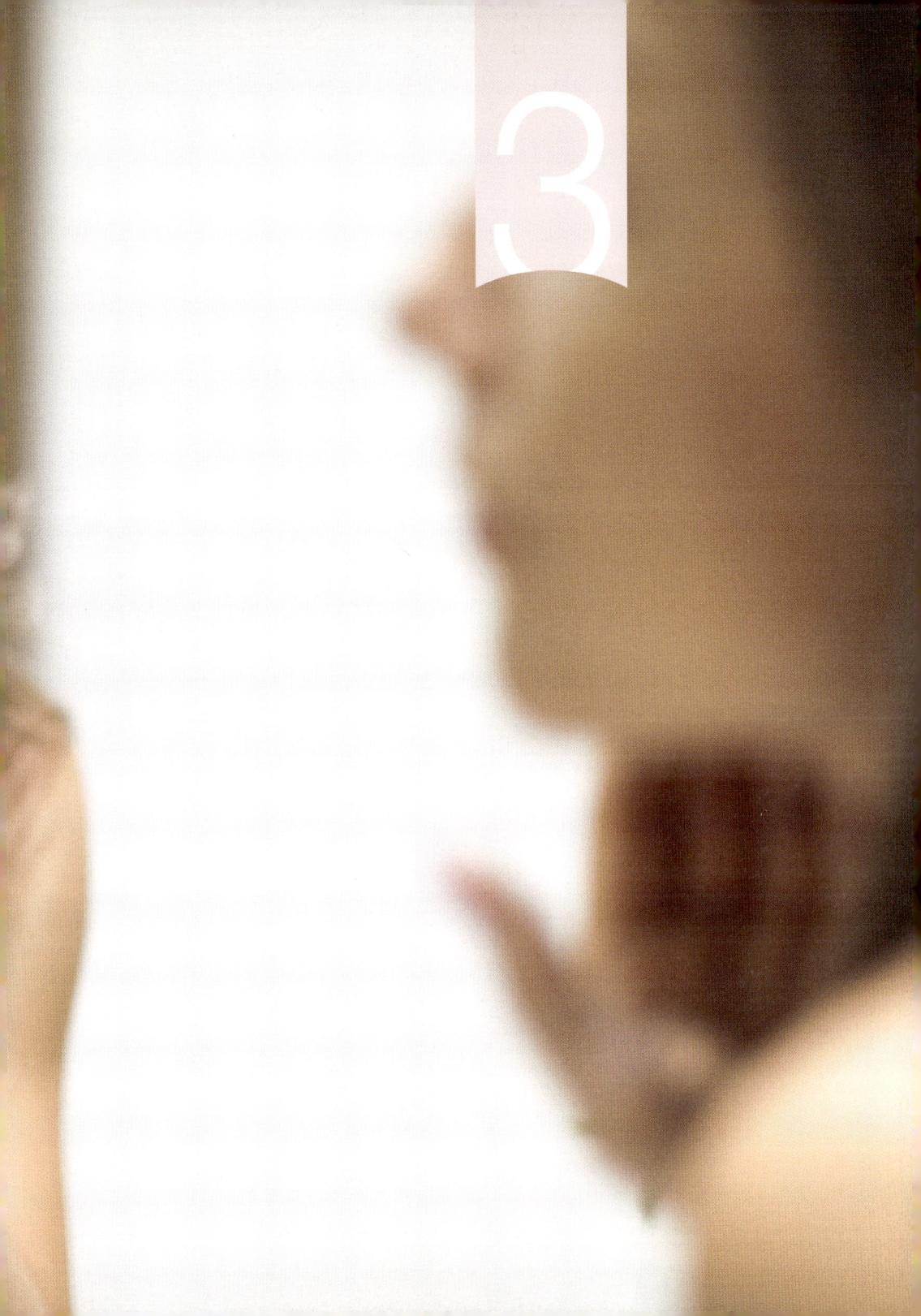

3

Jetzt geht's los, freuen Sie sich schon darauf, bald eine glattere, schönere Haut zu haben? Und auf all die guten Gedanken, die Ihnen kommen, wenn Sie an das Anti-Falten-Training denken? Freuen Sie sich darauf, die ersten Erfolge zu sehen? Sie werden Sie motivieren weiterzumachen. Das Training ist so aufgebaut, dass Sie mit Ihrer Wunsch-Partie Ihres Gesichts beginnen. Sobald Sie erste Erfolge sehen, werden Sie so motiviert sein, dass Sie gleich die nächste Partie in Angriff nehmen. Können Sie sich vorstellen, wie das Pressing Ihr Leben bereichern wird? Wie gut Sie sich nach dem Training fühlen werden? Wie stolz Sie sein werden, nicht nachge-geben zu haben – das wird Ihnen dabei helfen, sich jung, gesund und glücklich zu fühlen. Visualisieren Sie, wie Sie gerne aussehen möchten!

Vorbereitung

Zuerst möchte ich, dass Sie ein Foto von sich heraussuchen aus einer Zeit, in der Sie so richtig zufrieden mit sich waren – egal, wie lange das her ist. Mit diesem Foto ak-tivieren Sie in Ihrem Unterbewusstsein gespeicherte Informationen. Durch Ihr Foto erzeugen Sie ein positives Image von sich und damit können Sie Ihre Resultate ganz gezielt verbessern. Dieses Bild dürfen Sie sich gerne öfter anschauen, auch während der Behandlung, und sagen: „Das ist meine Zellerneuerung!"

Die Hilfsmittel, schnell erklärt

Es gibt verschiedene Modelle von Akupressur-Stiften. Für die Anwendung zu Hause eignet sich am besten der Glasdruckstift oder ein Druckstift aus Holz sowie alle Stifte, die an einem Ende abgerundet sind. Die beiden unteren Stifte auf dem Bild sind mehr zum genauen Suchen der Akupunkturpunkte geeignet, bei dem zwei-

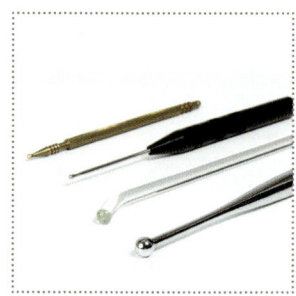

ten von oben nimmt man nur die abgerundete Seite! Sie können sie online oder über ein medizinisches Fachgeschäft beziehen. Bitte nehmen Sie keinen Bleistift zum Pressen, damit könnten Sie sich verletzen oder Graphit in Ihre Haut eindringen.

So pressen Sie richtig

Suchen Sie sich für Ihre erste Behandlung einen Bereich Ihres Gesichts und die dazugehörige Übung aus, z. B. die Augenpartie mit den Schläfen. Das sind 9 Punkte, die Sie 3–5 Minuten stimulieren. Setzen Sie den Druckpunkt-Massagestift oder den eigenen Finger genau auf die im Bild definierten Akupunkturpunkte und stimulieren diese mit kleinen kreisenden Bewegungen. Das entspannt die Gesichtsmuskeln, die Verklebungen des Bindegewebes lösen sich auf, das Qi, die Energie, wird an die Hautoberfläche gebracht. Pressen Sie die Punkte mit kleinen kreisenden Bewegungen und ausreichend Druck. Für erste Erfolge sollten Sie in den ersten drei Wochen Ihre ausgewählten Akupressurpunkte täglich morgens und abends 10–15 Minuten bearbeiten. Später dann nur noch drei Mal die Woche. Am Anfang brauchen Sie vielleicht etwas Geduld, bis Sie die Energiepunkte treffen. Doch mit ein wenig Übung finden Ihre Finger die Druckpunkte bald von ganz allein. Fragen Sie sich während des Akupressings immer wieder mal: „Bin ich hier auf dem richtigen Punkt?"

Wie das Schönheitsrezept langfristig wirkt

Um mit der Akupressur sichtbare Erfolge zu erzielen, sollten Sie sich zunächst 21 Tage lang täglich 10–15 Minuten Zeit nehmen für das Anti-Falten-Pressing und die Eigenhandmassage. Danach wiederholen Sie die Behandlung zwei Wochen lang drei Mal wöchentlich. Die bildliche Vorstellung unterstützt die Zellverjüngung und funktioniert nur durch ständiges Wiederholen und mit Disziplin – über einen Zeitraum von mindestens 21 Tagen (besser 40 Tage, noch besser 90 Tage). Sie können etwas verändern, wenn Sie sich bewusst dafür entscheiden und die Kraft Ihrer Gedanken einsetzen. Sie wissen jetzt: Gesunde Ernährung und eine gesunde mentale Einstellung haben einen positiven Einfluss auf die Telomer-Länge und damit auf Ihr Alter und Ihr Aussehen (s. Seite 30f.). Da wir komplexe Wesen sind, gehören die einzelnen Schritte zusammen, sonst brauchen Sie auch nicht in Ihrem Gesicht herumzudrücken. Und vergessen Sie nicht: Schönheit vollzieht sich von innen nach außen. Machen Sie einen Schritt nach dem anderen: Sie werden sehen, es wird immer leichter.

7 magische Übungen zur Verjüngung

Diese 7 Übungen sind den Hauptmeridianen auf beiden Seiten des Gesichts zugeordnet und am wirksamsten, wenn Sie regelmäßig (anfangs täglich) über 21 Tage ausgeführt werden. Das Pressen der Punkte setzt den Energiefluss frei und regt dadurch den Lymphfluss, die Durchblutung und die Nervenbahnen an. Dann bekommt das Gesicht wirklich ein jüngeres, entspanntes Aussehen, die vorhandenen Falten glätten sich, und das Zellwachstum im Gesicht wird unterstützt. Nach dem Pressen empfehle ich Ihnen, die Eigenhandmassage in diesen Zonen anzuwenden (s. Seite 95ff.). Das unterstützt die Versorgung der Haut in dieser Region, und sie kann sich schneller regenerieren. Als ich das Pressing in Kombination mit der Druckmassage erstmals bei mir selbst anwendete, dokumentierte ich jede Teilbehandlung und bemerkte erstaunt, dass sich jedes Mal etwas verbessert hatte.

1. Mund-Teilbehandlung für eine schöne Mundpartie

LAGE DER PUNKTE AM MUND
Achtung: Außer den Punkten 3 und 7 liegen die Punkte bilateral, auf beiden Seiten des Gesichts. Wenn kein Name dabeisteht, ist es kein Akupunkturpunkt, sondern ein Punkt auf dem Mundringmuskel, und wird mitbehandelt.
PUNKT 1/5 (MA4) **= DI CANG:** Liegen 1/2 cm neben dem Mundwinkel.
PUNKT 2/4 liegen genau in der Mitte zwischen Nasenflügel und Oberlippe.
PUNKT 3 (DU26) **= RENZHONG:** Liegt oberhalb der Oberlippe im Grübchen zwischen Nase und Oberlippe. Glättet die vertikalen Mundfalten. (Einzelpunkt und auch Notfallpunkt!)
PUNKT 6/8 liegen unter der Unterlippe seitlich auf dem Mundringmuskel.
PUNKT 7 (KG24) **= CHENG JIANG:** Liegt im Grübchen in der Mitte des Kinns (Einzelpunkt!).

WICHTIG: Denken Sie während der Behandlung immer an Ihr Ziel und das Resultat, das Sie erreichen möchten!

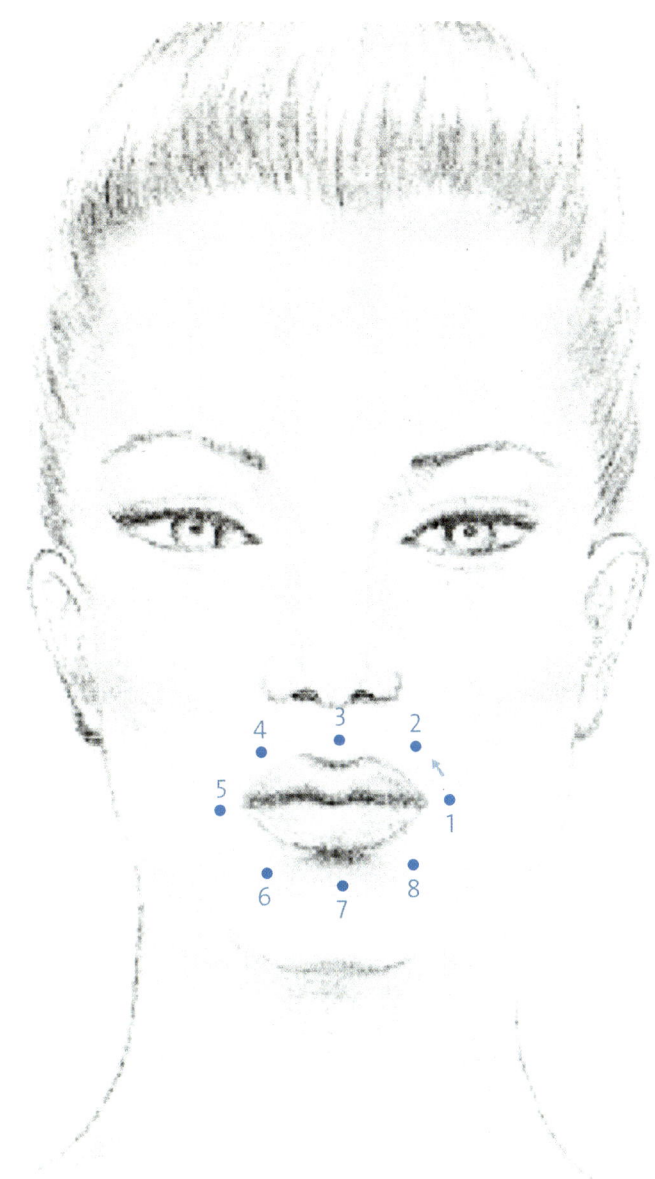

Los geht's: Für die **Mund-Teilbehandlung** pressen Sie alle BLAUEN PUNKTE 1–8 vom linken Mundwinkel ausgehend um den Mund herum auf dem Mundringmuskel.

2. Stirn-Teilbehandlung für eine glatte Stirn

LAGE DER PUNKTE AUF DER STIRN

PUNKT 1 – MAGEN 8 (MA8) **= TOUWEI:** Liegt in der Vertiefung in der Ecke der Stirn noch im Haaransatz.

PUNKT 2 – GALLE13 (GB13) **= BEN SHEN:** Liegt 1 cm neben MA8 im Haaransatz.

PUNKT 3 – GALLE15 (GB15) **= LIN QI:** Liegt 0,5 cm innerhalb der natürlichen Haaransatzlinie bei geradeaus blickenden Augen.

PUNKT 4 – BLASE3 (BL3) **= MEI CHONG:** Liegt 0,5 cm innerhalb der natürlichen Haaransatzlinie.

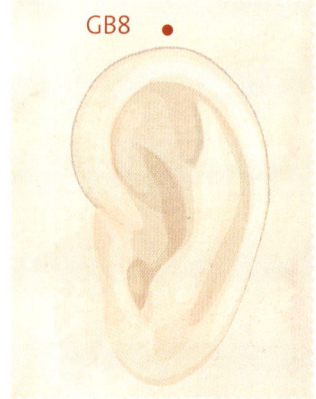

GB8

PUNKT 5 – GALLE14 (GB14) **= YANG BAI:** „Stressreduzierungspunkt", er sitzt über der Augenmitte zwischen Haaransatz und Augenbraue, etwa eine Daumenbreite über der Augenbrauenmitte, die Stirnbeinhöcker sind gut zu erfühlen.

PUNKT 6 = YINTANG = GLABELLAFALTE: Liegt zwischen den Augenbrauen, s. Seite 82.

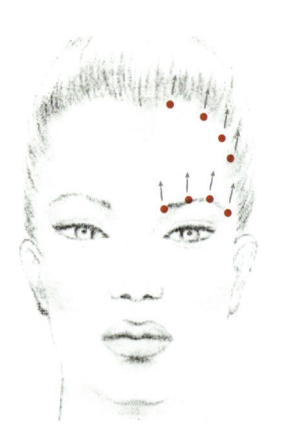

DER SONDERPUNKT 7 Der Gallepunkt (GB8) **= SHUAI GU** liegt 1,5 cm über der Ohrmuschelspitze. Durch Stimulierung (kann anfangs schmerzen) wird das Bindegewebe gestärkt und das Gesicht nach oben gehoben. Auch ein Kopfschmerzpunkt.

Mein Tipp für Fortgeschrittene: Legen Sie alle 4 Finger jeder Hand auf die Haaransatzlinie und drücken Sie so die **PUNKTE 1–4** zusammen fest gegen den Schädelknochen. Das Gleiche gilt für die Augenbrauen.

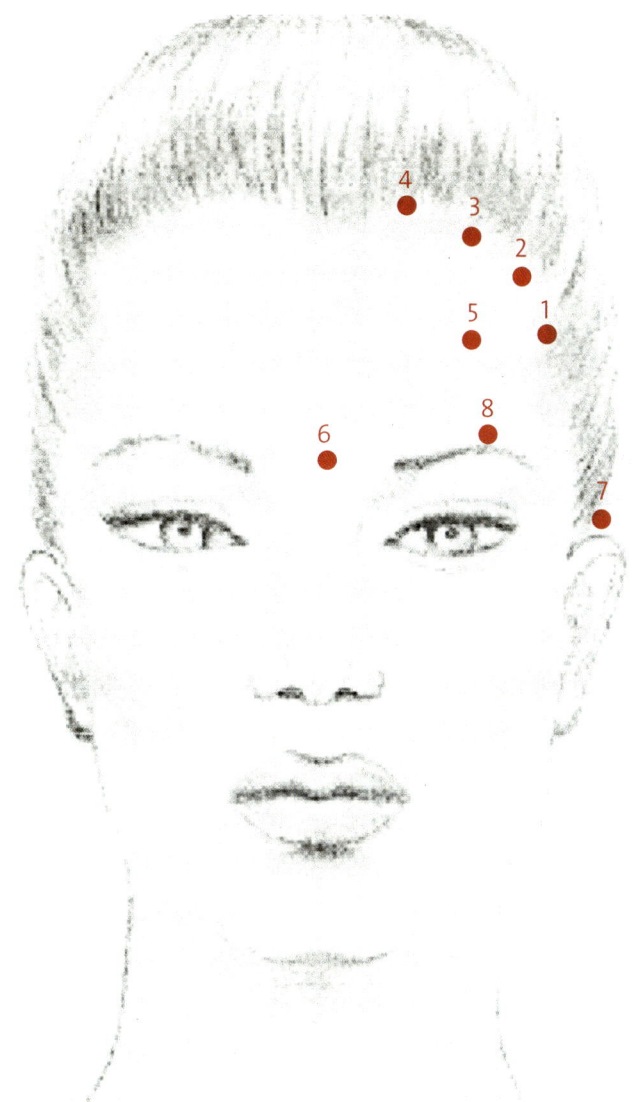

Los geht's: Für die **Stirn-Teilbehandlung** pressen Sie zuerst die **PUNKTE 1– 4** entlang der Haaransatzlinie von einer Schläfenseite zur anderen, Sie stärken und durchbluten die Stirnmuskulatur, dann pressen Sie **PUNKT 5** und **PUNKT 6,** dann **PUNKT 7** über dem Ohr. Dann den letzten Punkt **PUNKT 8** an der Augenbraue – fertig.

3. Wangen-Teilbehandlung für eine schöne Wangenpartie

LAGE DER PUNKTE AUF DER WANGE

DIE BLAUEN PUNKTE:

PUNKT 1 (DI20) **= YING XIANG:** Liegt in der Vertiefung am unteren Rand des Nasen-flügels.

PUNKT 2 (DÜ18) **= QUAN LIAO:** Befindet sich ausgehend vom kaudalen Rand des Augenwinkels in einer kleinen Vertiefung.

PUNKT 3 (MA3) = **JU LIAO:** Liegt über dem Kreuzpunkt einer gedachten Vertikalen durch die Pupillenmitte mit einer gedachten Horinzontalen in Höhe der Nasen-löcher.

PUNKT 4 (MA4) = **DI CANG:** Liegt im Schnittpunkt zwischen Pupillenmitte und dem Ende der Mundwinkel.

PUNKT 5 (MA7) = **XIA GUAN**: Liegt in der Mitte des Jochbogens an dessen kaudalem Rand vor dem Ohr in einer Vertiefung.

PUNKT 6 (GB3) **= SHANG GUANG:** Liegt in der Mitte des Jochbeins an dessen oberem Rand.

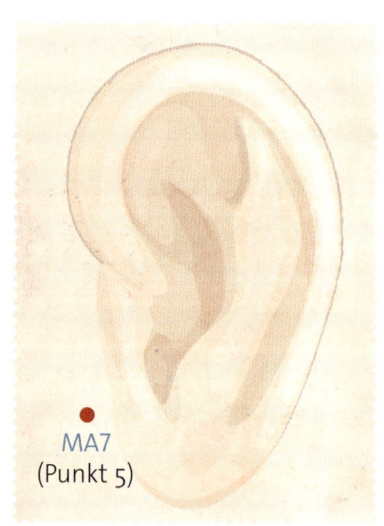

DIE ROTEN PUNKTE:

PUNKT 1 (DU26) **= RENZHONG:**
Liegt in der Gesichtsmitte auf 1/3 des Abstands zwischen Nase und Oberlippe.

PUNKT 2 (KG24) **= CHENG JIANG:**
Liegt in der Mitte des Kinngrübchens *(Sulcus mentolabialis).*

MA7
(Punkt 5)

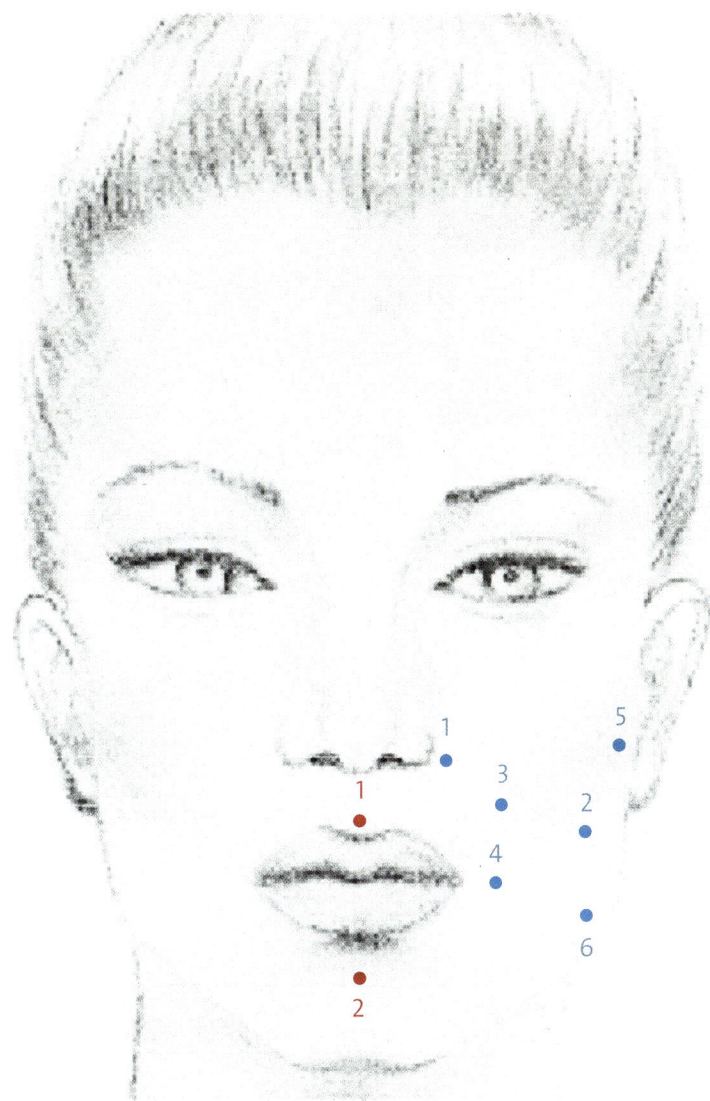

Los geht's: Für die **Wangen-Teilbehandlung** pressen Sie zuerst die BLAU MARKIER-
TEN PUNKTE in der Reihenfolge **1–6.** Dadurch wird die Wangenstruktur schöner
geformt, Falten um die Nase geglättet, kleine Fältchen um den Mund reduziert.
Anschließend pressen Sie die ROT MARKIERTEN PUNKTE 1–2 nacheinander.

4. Nasolabialpunkte und Nasolabial-Teilbehandlung

LAGE DER PUNKTE AN DER NASOLABIALFALTE

DIE BLAUEN PUNKTE:

PUNKT 1 (DI20) = **YING XIANG:** Liegt neben den Nasenflügeln.
PUNKT 2 (MA3) = **JU LIAO:** Liegt über dem Kreuzpunkt einer gedachten Vertikalen durch die Pupillenmitte mit einer gedachten Horizontalen in Höhe der Nasenlöcher.
PUNKT 3 (MA4) = **DI CANG:** Liegt am Schnittpunkt zwischen der Pupillenmitte und dem Ende der Mundwinkel.
PUNKT 4 ist kein Akupunkturpunkt! Wir drücken ihn aber mit.

DIE ROTEN PUNKTE:

PUNKT 1 (DU26) = **RENZHONG:** Liegt oberhalb der Oberlippe im Grübchen zwischen Nase und Oberlippe. Er ist auch ein Erste-Hilfe-Punkt bei Ohnmacht!
Dann mit dem Fingernagel schräg gegen die Nase drücken (schmerzt).
PUNKT 2 (KG24) = **CHENG JIANG:** Liegt in der Mitte des Kinngrübchens *(Salcus Mentolabialis)*.

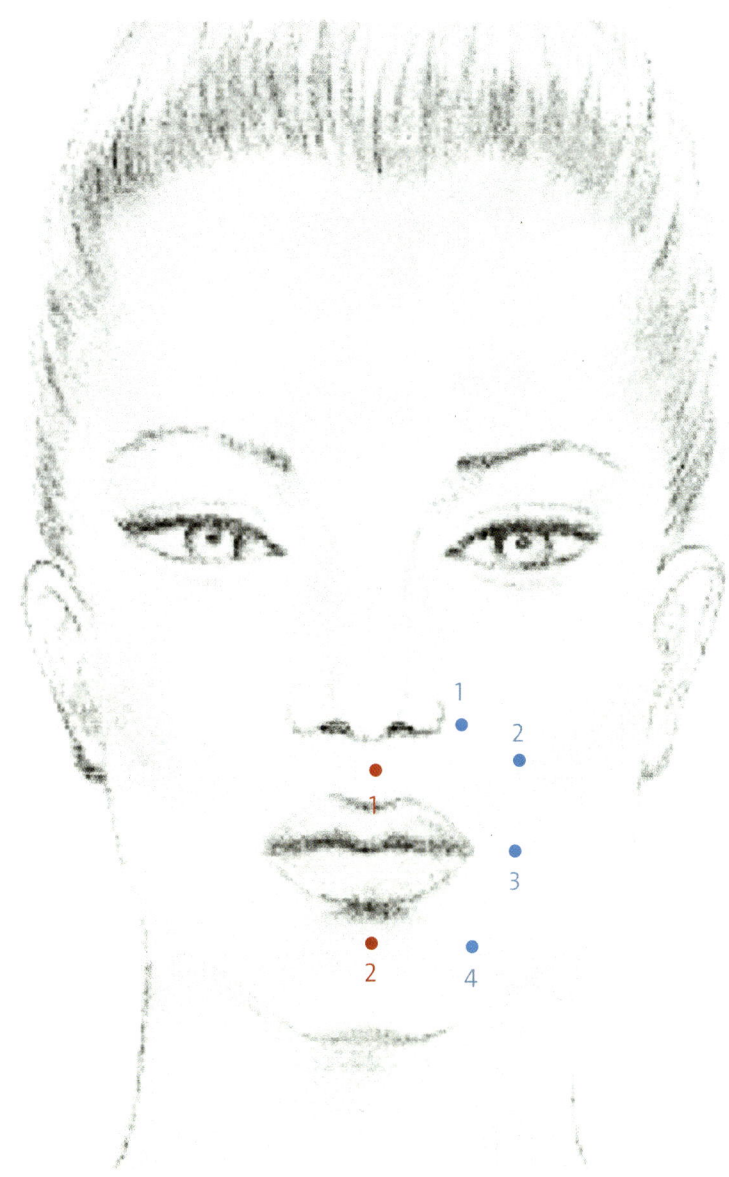

Los geht's: Wir fangen mit dem Pressen der **BLAU MARKIERTEN PUNKTE** von **PUNKT 1–4** am Mund an. Dann akupressen Sie die **ROT MARKIERTEN PUNKTE 1–2** .

5. Augen-Teilbehandlung für eine schöne Augenpartie

LAGE DER PUNKTE AN DEN AUGEN

PUNKT 1 – MAGEN1 (MA1) **= CHENG QI:** Befindet sich in der kleinen Mulde unter dem Auge auf dem Knochen.

PUNKT 2 – BLASE1 (BL1) **= JING MING:** Liegt im Innenwinkel der Augen am Nasenrücken.

PUNKT 3 – BLASE2 (BL2) **= ZAN ZHU:** Liegt auf dem Ansatz der Augenbrauen.

PUNKT 4 (B2-01) **= YUYAO:** Liegt in der Mitte der Augenbraue.

PUNKT 5 – 3ERWÄRMER23 (3E23) **= SI ZHU KONG:** Befindet sich in der Vertiefung am lateralen Ende der Augenbraue.

PUNKT 6 – YINTANG = Glabellafalte: Liegt zwischen den Augenbrauen, als kleine Vertiefung spürbar. Das ist ein besonderer Punkt, er sollte öfter auch alleine gepresst werden. So glätten sich vertikale Stirnfalten (Zornesfalte), und die Blutzirkulation in der Stirn wird angeregt.

PUNKT 7 – Schläfenpunkt (GB3): Er liegt deutlich fühlbar zwischen äußerem Augenwinkel und Ohr in einer kleinen Grube.

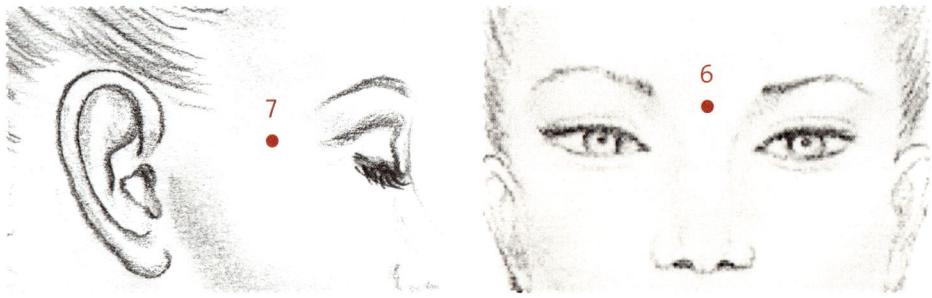

Mein Tipp für Fortgeschrittene: Wenn Sie die Übungen auswendig können, dann legen Sie die mittleren drei Finger zusammen unter die Augenbrauen und drücken die **3 PUNKTE** an der Augenbraue fest gegen den Knochen nach oben. Diese Übung ist hervorragend, um schlaffe Oberlider wieder zu glätten.

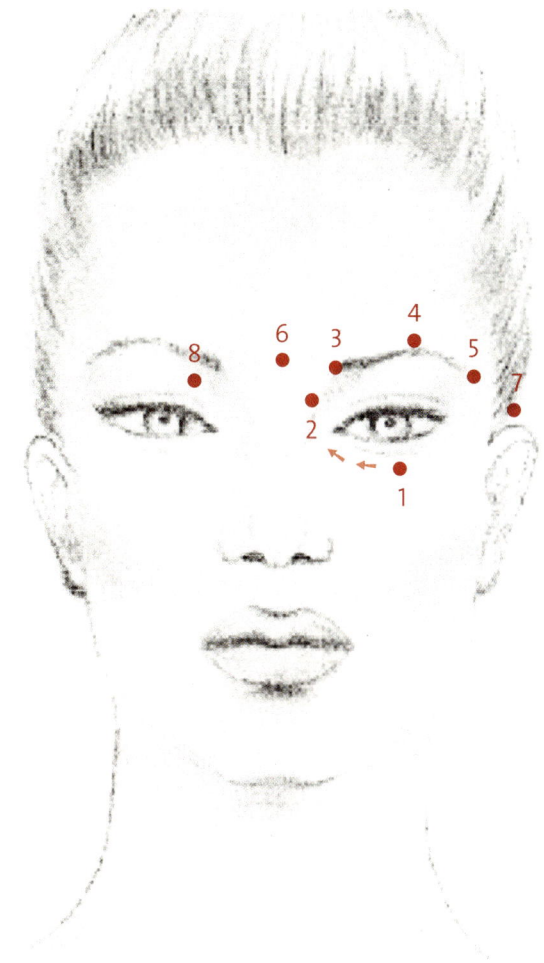

Los geht's: Für die **Augen-Teilbehandlung** fängt man am linken Auge an und setzt den Punktmassagestift an **PUNKT 1** an. Man presst mit kleinen kreisenden Bewegungen. Dabei drücken Sie den Punkt mindestens 30 Sekunden. Dann behandeln Sie die nächsten **PUNKTE 2–5** im Uhrzeigersinn auf dieselbe Weise. Im Anschluss akupressieren Sie **PUNKT 6** (Glabellafalte) und **PUNKT 7** (Schläfe seitlich). **PUNKT 8** wird bei müden Augen gepresst.

6. Kinn-Teilbehandlung für ein straffes Kinn

LAGE DER PUNKTE AUF DEM KINN

DIE BLAUEN PUNKTE:

PUNKT 1 (MA6) = **JIA CHE:** Liegt vor und über dem Kieferwinkel bei fest geschlossenem Unterkiefer.

PUNKT 2 (MA5) **= DA YING:** Liegt etwa in der Mitte des Unterkieferrands über der kleinen Knochenvertiefung.

PUNKT 3: Liegt am Rand des Kinns, ist kein Akupunkturpunkt, wird aber trotzdem mitgepresst.

DIE ROTEN PUNKTE:

PUNKT 1 (KG24) = **CHENG JIANG:** Liegt in der Mitte des Kinngrübchens.

PUNKT 2 (KG23) = **LIAN QUAN:** Liegt direkt unterhalb des Zungenbeins unter dem Kinn.

WICHTIG: Denken Sie während der Behandlung immer an Ihr Ziel und das Resultat, das Sie erreichen möchten (z. B. Doppelkinn reduzieren)!

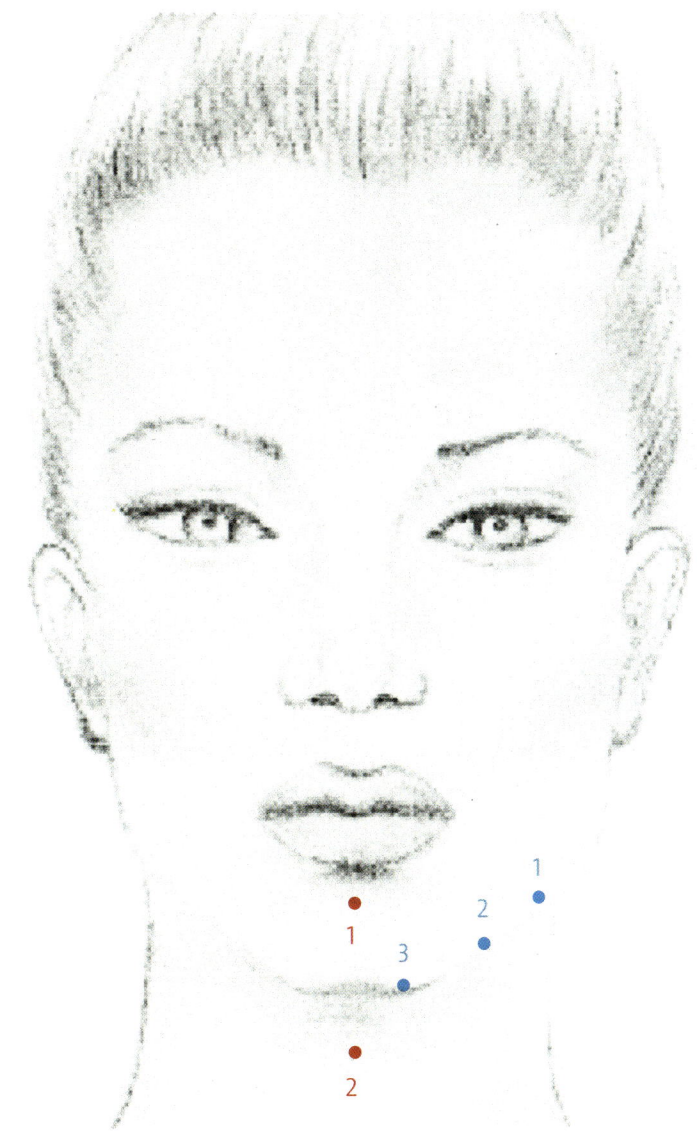

Los geht's: Für die **Kinn-Teilbehandlung** pressen Sie zuerst die **BLAUEN PUNKTE 1–3.** Punkt 3 ist kein Akupunkturpunkt, wird aber mitgepresst. Anschließend pressen Sie die **ROTEN PUNKTE VON 1–2** am Kinn und unter dem Kinn am Hals.

7. Hals-Teilbehandlung für einen glatten Hals

LAGE DER PUNKTE AUF DEM HALS

PUNKT 1 (KG24) = **CHENG JIANG:** Liegt in der Mitte des Kinngrübchens.

PUNKT 2 (KG23) = **LIAN QUAN:** Liegt direkt unterhalb des Zungenbeins.

PUNKT 3 (MA9) = **REN LING:** Liegt am vorderen Rand des großen Halsmuskels in Höhe des Adamsapfels.

PUNKT 4 (MA10) = **SHUI TU:** Liegt in der Höhe des Schildknorpels am medialen Rand des großen Halsmuskels.

Anmerkung für die Akupressur-Übungen: Dasselbe, was für den Körper gilt, gilt auch für das Gesicht. Es gibt keine isolierte Regulation im Körper. Am Anfang sollten Sie das ganze Programm trainieren, später können Sie auf einzelne Teilbehandlungen zurückgreifen.

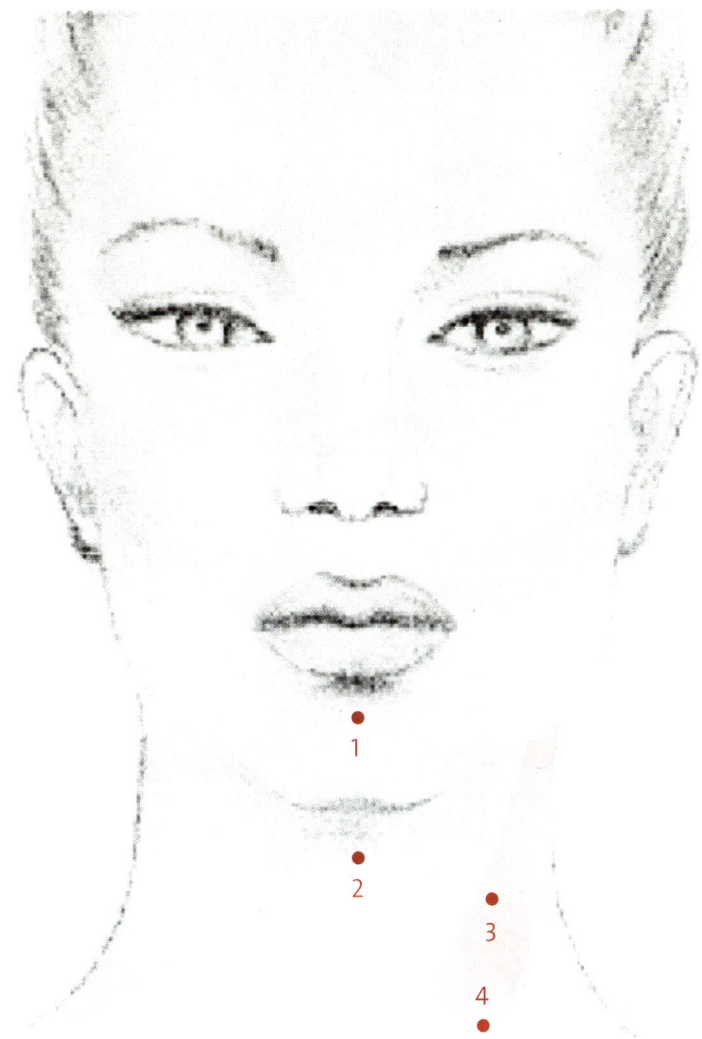

Los geht's: Diese Punkte akupunktiere ich normalerweise mit Nadeln, da der Hals sehr empfindlich auf zu starken Druck reagiert. Für einen guten Effekt mit Akupressing ist es sinnvoll, die Halspartie am Anfang mit einer Noppenbürste (aus dem Drogeriemarkt) zu massieren, damit sich das Hautgewebe verdickt. Danach können Sie die **ROTEN PUNKTE 1–4** stimulieren und sehen, ob das eine Wirkung bringt.

Ohrpunkte zur Verjüngung

Ähnlich wie die Punkte im Gesicht gibt es auch Punkte in der Ohrmuschel, die über Nervenreize jeweils mit einem Körperorgan oder einer Körperfunktion verbunden sind. Stimuliert man diese „Korrespondenzpunkte" im Ohr, beeinflusst man die entsprechenden Organe.

Für die Anti-Falten-Behandlung habe ich nur solche Ohrpunkte ausgewählt, die einen direkten kosmetischen Effekt auf die Haut haben. Im Gegensatz zu den Akupunkturpunkten, die entsprechend dem Verlauf der Meridianpaare beidseitig behandelt werden, wird das Ohr nur auf einer Seite stimuliert. Wenn Sie Rechtshänder sind, auf der linken Seite, wenn Sie Linkshänder sind, auf der rechten Seite.

Stress übers Ohr ablassen

Wir alle wissen, dass in erster Linie Stress und Angst für einen beschleunigten Alterungsprozess verantwortlich sind. Sie bewirken eine erhöhte Ausschüttung von Cortisol. Wenn der erhöhte Cortisolspiegel länger hoch bleibt, ist das Gift für unsere Zellen und schadet dem Stoffwechsel. Das Pressen der Ohrpunkte setzt den Energiefluss frei und regt so den Lymphfluss, die Durchblutung und die Nervenbahnen an, was sich wiederum auch im Gesicht positiv zeigt. Sie helfen uns, jünger und frischer auszusehen und haben auch einen positiven Einfluss auf die Telomer-Länge und damit auf das Reverse-Aging. Daher habe ich die Ohrpunkt-Behandlung in mein Programm integriert. Die Ohrpunkte sollten Sie im Anschluss an das Akupressing stimulieren. Man beginnt immer mit dem 0-Punkt, er wird das Ohr öffnen für die Behandlung und den gesamten Körper ins Gleichgewicht bringen.

Die 7 Ohrpunkte zur Verjüngung

Von den über 110 Ohrmuschelpunkten sind es 7 Punkte, die wir zur Verjüngung des Gesichts behandeln:

1. PUNKT = 0: Bringt den ganzen Körper in Balance – auch wenn Sie nur einen Ohrpunkt drücken, dann diesen 0-Punkt! Löst Verspannungen, gut gegen Ängstlichkeit.

2. PUNKT = 22: Hat einen regenerierenden Effekt auf das Endokrinum. Er steuert die vegetativen Funktionen des Körpers.

3. PUNKT = 13/NN = ACTH: Wirkt stärkend auf die Nebenniere, steuert den Sympathicus, wirkt allgemein stärkend auf die Haut.

4. PUNKT = 31/THALAMUS: Wird auch „Tor des Bewusstseins" genannt.

5. PUNKT = MC (Master Cerebral): Er hat einen positiven Effekt auf das vegetative Nervensystem und bringt den Stoffwechsel in Schwung (Homöostase).

6. PUNKT = MS (Master Sensorial): Dieser Punkt unterstützt das Gehirn und wirkt allgemein ausgleichend auf die Stimmung.

7. PUNKT = LEBERPUNKT: Befindet sich im Innenohr (Concha).

Anleitung zur Ohr-Teilbehandlung

Los geht's: 1. Benutzen Sie die Vorlage der Ohrpunkte und einen Spiegel. Bleiben Sie mit kleinen kreisenden Bewegungen etwa 30 Sekunden auf jedem Punkt. Der Druck muss so stark sein, dass es schmerzt, aber keinesfalls zu sehr. Man bleibt so lange auf dem Punkt, bis der Schmerz nachlässt.

2. Sie fangen mit den **PUNKTEN 1–6** an. Pressen Sie Ihren Zeigefinger mit dem Nagelfalz auf **PUNKT 1.** Dann pressen Sie die **PUNKTE 2–4** in der kleinen Kuhle, jetzt mit der Zeigefingerkuppe und dem Daumen dahinter. Dann weiter mit **PUNKT 5-6** am Rand des Ohrläppchens.

3. PUNKT 7 wird mit der Tastsonde behandelt, wobei Sie mit der Tastsonde fest auf dem Punkt bleiben.

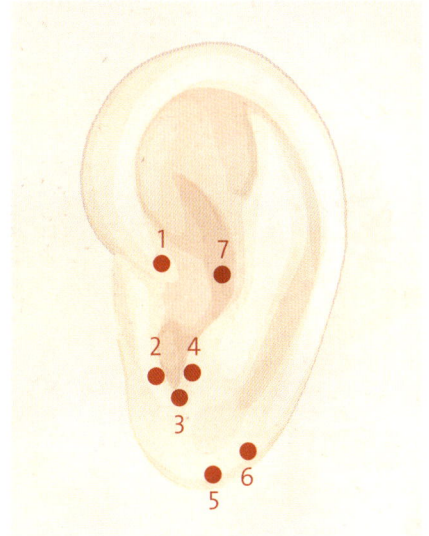

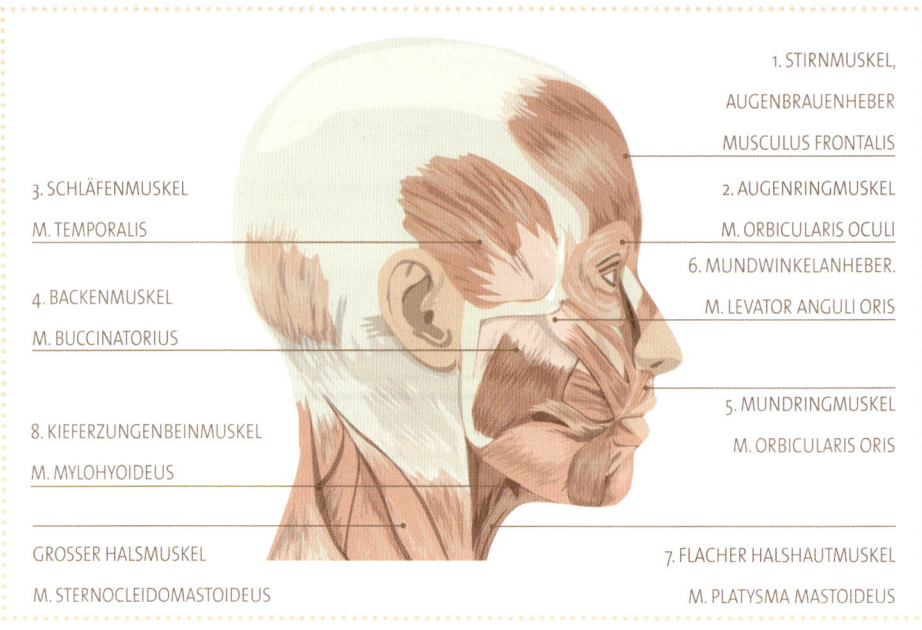

1. STIRNMUSKEL, AUGENBRAUENHEBER MUSCULUS FRONTALIS

3. SCHLÄFENMUSKEL M. TEMPORALIS

2. AUGENRINGMUSKEL M. ORBICULARIS OCULI

6. MUNDWINKELANHEBER. M. LEVATOR ANGULI ORIS

4. BACKENMUSKEL M. BUCCINATORIUS

5. MUNDRINGMUSKEL M. ORBICULARIS ORIS

8. KIEFERZUNGENBEINMUSKEL M. MYLOHYOIDEUS

GROSSER HALSMUSKEL M. STERNOCLEIDOMASTOIDEUS

7. FLACHER HALSHAUTMUSKEL M. PLATYSMA MASTOIDEUS

Mimiktraining für eine straffere Gesichtskontur

Die „mimische Muskulatur" ist eine Gruppe von Muskeln, die für die Mimik verantwortlich ist und direkt auf Ihren Gesichtsausdruck wirkt. Sie liegt an der Grenze zur
Epidermis und bewegt die Haut. Von den 26 Gesichtsmuskeln, die jeder Mensch hat,
sind im Wesentlichen acht für die Mimik verantwortlich, und diese sollte man durch
entsprechende Übungen stärken. Sie trainieren ja auch Ihre Körpermuskeln, warum
lassen Sie Ihre Gesichtsmuskeln erschlaffen? Durch ständige Überbeanspruchung
bestimmter Muskelpartien (Lachen, Blinzeln) kommt es mit fortschreitendem Alter
zu tiefen Linien und Falten. Die Gesichtsgymnastik regt gezielt den Hautstoffwechsel und die Durchblutung an und lässt den Teint frischer und lebendiger aussehen.
Die Übungen eignen sich auch gut für unterwegs, ich mache sie zum Beispiel als
Beifahrerin im Auto – an der roten Ampel gibt es dann immer Gelächter ... Halten
Sie bei den folgenden Übungen alle Stellungen rund 30 Mal 5 Sekunden lang, entspannen Sie die Muskulatur anschließend und wiederholen Sie das Ganze drei Mal.

8 Mal Bodybuilding fürs Gesicht

1. STIRNMUSKEL (oder Augenbrauenheber) zieht sich über die ganze Breite der Stirn bis hin zum Haaransatz. Er hebt die Augenbraue und zieht die Kopfhaut nach vorne, dabei legt sich die Stirn in Falten.

Übung:
Legen Sie die vier Finger (ohne Daumen) beider Hände auf den Haaransatz und schieben Sie die Kopfhaut nach hinten und ziehen Sie gleichzeitig die Augenbrauen gegen den Widerstand der Hände nach unten, halten, dann entspannen. Halten Sie bei den folgenden Übungen alle Stellungen etwa 30 Mal 5 Sekunden lang, entspannen Sie die Muskulatur anschließend und wiederholen Sie das Ganze drei Mal.

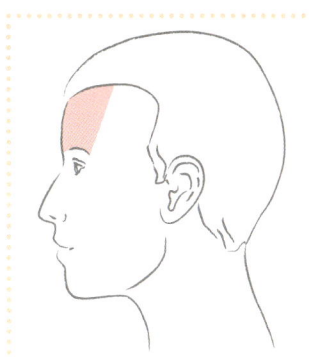

2. AUGENRINGMUSKEL, er umschließt jeweils ein Auge, sorgt für das Schließen der Augenlider und ist für das Blinzeln verantwortlich (Krähenfüße).

Übungen:
1. Augenpartie gesamt: Reißen Sie die Augen weit auf, mit den Zeigefingern fixieren Sie die Muskelspannung über der Augenbraue, das Auge wieder leicht nach unten fallen lassen. Spannung mit den Fingern halten, entspannen.
2. Obere Augenpartie: Legen Sie die Zeigefinger an die äußere Seite der Augenhöhle, ziehen Sie die Haut leicht nach außen (Schlitzaugen) und schließen Sie die Augen. Spannung halten, dann entspannen, Augen öffnen.
3. Untere Augenpartie: Legen Sie die Zeigefinger locker unter die Augen, nun ziehen Sie gegen den Widerstand der Finger die Unterlider nach oben (blinzeln). Spannung halten, entspannen.

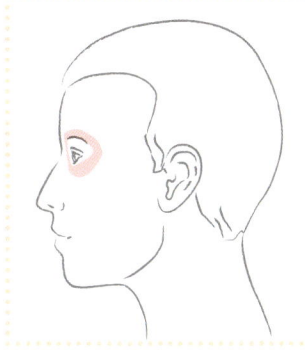

3. SCHLÄFENMUSKEL, er sitzt etwas oberhalb der Ohren, er zieht den vorgeschobenen Kiefer zurück und sorgt dafür, dass der Kiefer schließt.

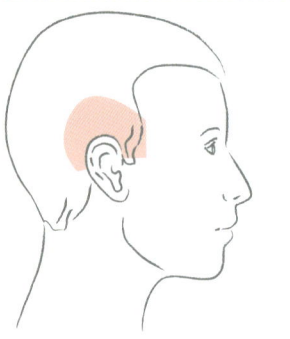

Übungen:

1. Ziehen Sie die Kopfhaut, also die Partie über der Stirn, mit Muskelanspannung zurück, konzentrieren Sie sich auf die Schläfenpartie (erfordert etwas Übung). Wenn Sie die Übung gut machen, bewegen sich Ihre Ohren bei Anspannung nach hinten. Wird der Schläfenmuskel gekräftigt, sorgt das für eine gute Spannkraft im ganzen Gesicht, und die Krähenfüße verschwinden.

2. Mit dem Zeige-, Mittel- und Ringfinger die Augenbrauen nach oben schieben. Nun die Augenlider gegen den Widerstand schließen und blinzeln. Spannung halten, entspannen.

4. BACKENMUSKEL, er ist ein Skelettmuskel, der im Wesentlichen die Wange (Backe) formt. Er hält auch den Muskeldruck der Wangen gegen die Zähne.

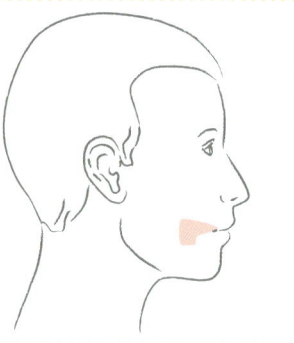

Übungen:

1. Schließen Sie die Lippen, pressen Sie die Wangenmuskeln an die Zähne und stabilisieren Sie die äußeren Winkel Ihrer Lippen mit den Fingern.

2. Blasen Sie die Backen auf, dann ballen Sie die Hände zu Fäusten und drücken leicht auf die aufgeblasene Backe.

5. MUNDRINGMUSKEL (oder Lippenspannmuskel) umschließt den Mund ringförmig. Er ist an keinem Knochen fixiert, sondern wird von anderen Muskeln gehalten. Daher ist er besonders beweglich.

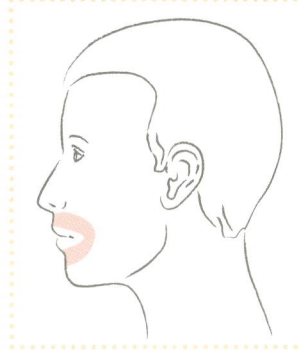

Übungen:

1. Hände auf die Wangen legen, „Kussmund" formen und den Widerstand gegen die zurückziehenden Hände halten.

2. Pressen Sie die Lippen fest zusammen, fixieren Sie mit dem Zeigefinger durch leichten Zug die Lippen, Spannung halten, entspannen.

3. Legen Sie die Zeigefinger an die Mundwinkel, pressen Sie dann die Lippen fest aufeinander und ziehen Sie nun die Mundwinkel weit auseinander. Spannung halten, dann entspannen.

4. Aus meiner Modelzeit: Das Lippen-Alphabet hebt die Mundwinkel und lässt die Lippenfältchen verschwinden. Sprechen Sie die **Vokale A, E, I O, U** besonders ausdrucksstark, jeden Buchstaben halten – so lange, wie Ihr Atem reicht.

6. MUNDWINKELANHEBER hebt die Mundwinkel und die Nasolabialfalte an. Mit dem Alter wirkt die Gravitation immer stärker. Alles zieht nach unten, dazu kommt unser mimisches Verhalten, unser Gesichtsausdruck. Was tun, wenn die Mundwinkel – wie bei manchen Menschen – nach unten zeigen? Ein guter Trick: Drücken Sie die Zunge an den Gaumen und lächeln Sie, dann heben sich Ihre Mundwinkel. Sind Sie eher fröhlich oder deprimiert? Fröhlichkeit ist sehr hilfreich für unsere mimische Muskulatur, weil wir uns dabei auf einer höheren Frequenz befinden.

Übungen:

1. Ziehen Sie die Lippen über die Zähne und die Partie der Mundwinkel nach oben. Halten, entspannen.

2. Lächeln Sie, ziehen Sie dabei die Mundwinkel mit den Zeigefingern nach oben, Spannung halten, entspannen.

3. Nasolabialfalte: Öffnen Sie Ihren Mund und sprechen Sie **ein langes O,** gleichzeitig ziehen Sie die Nase nach oben. Sie spüren den Zug entlang der Nase. Halten, entspannen.

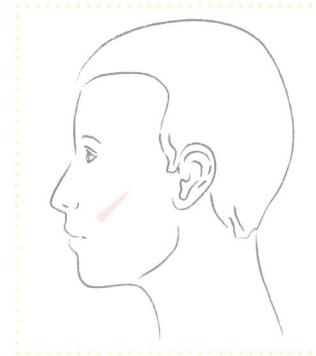

7. FLACHER HALSHAUTMUSKEL, ausgehend vom Mundwinkelbereich verläuft er sich stark verbreiternd über den Hals bis zum Brustansatz.

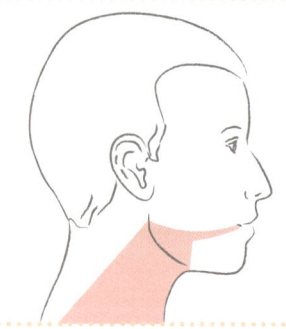

Übung:
Spannen Sie den Halsmuskel an, indem Sie Ihre Unterlippe mit dem Kiefer fest nach unten ziehen. Halten, entspannen, wiederholen.

8. KIEFERZUNGENBEINMUSKEL, er arbeitet gegen das Doppelkinn. Grund für ein Doppelkinn ist die nachlassende Elastizität der Haut. Über die Jahre können Fettablagerungen über Kinn und Hals entstehen. Auch eine Gewichtszunahme kann ein Doppelkinn begünstigen. Grundsätzlich gilt für alle Betroffenen, auf eine aufrechte Haltung zu achten (Wirbelsäulentraining), denn eine gute Haltung mit erhobenem Kopf sorgt auch für ein selbstbewusstes Auftreten und für eine gespanntere Haut (siehe auch die Massage mit der Noppenbürste Seite 97f.).

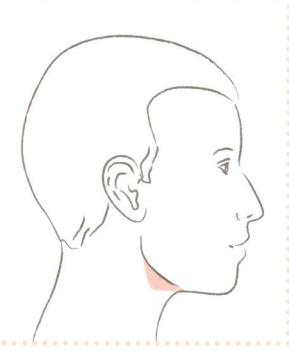

Übungen:
1. Pressen Sie Ihre Zunge gegen den Gaumen. Halten, entspannen.
2. Strecken Sie Ihre Zunge heraus und zwar nach unten zeigend, so weit wie möglich. Halten, entspannen.
3. Spannen Sie den Halsmuskel 30 Mal kurz hintereinander an. Entspannen, wiederholen.
Ihre Kinn- und Halspartie freut sich auch über eine regelmäßige Massage mit einer Noppenbürste. Mit kreisenden Bewegungen, leichtem Druck und viel Öl ausführen.

Die wirkungsvolle Eigenhandmassage

Nach der Akupressur empfehle ich immer, die Eigenhandmassage anzuwenden, weil der zusätzliche Druck auf die Hautareale sehr wichtig ist. Mit dieser Massage stimuliert man das Gewebe, die Haut wird durchblutet und entschlackt und zur Regeneration angeregt. Das Resultat ist eine Verdickung des Gewebes. Es ist ein tief greifender Prozess mit anhaltender Wirkung, zum Beispiel auch für die Selbstversorgung der Haut mit Nährstoffen und Feuchtigkeit. Sie werden mit der Zeit feststellen, dass Sie weniger cremen müssen, weil sich die Haut selbst reguliert. Zu verdanken haben Sie diese wirkungsvolle Massage übrigens meiner Freundin und Ex-Kollegin Christa. Dank ihr weiß und sehe ich, dass man sich sogar mit 80 Jahren noch verjüngen kann. Ihr Hals ist glatt wie der einer 40-Jährigen, und in ihrem Inneren kann sie auch nur etwa 35 Jahre jung sein. Sie sind so alt, wie Sie sich fühlen! Bei der Eigenhandmassage massiert man mit dem Handballen auf jeder Seite des Gesichts, von der Nasenwurzel nach außen bis zum Haaransatz und vom Kinn zum Ohrläppchen hin. Vergessen Sie nicht, einmal wöchentlich ein Gesichtspeeling zu machen. (Bei Fragen: Telefonnummer der Erfinderin auf meiner Website, s. S. 133.)

Bitte Hand anlegen!

Wichtig für die Behandlung: Es muss immer gut rutschen, dazu brauchen Sie Jojoba-Öl oder Hanföl oder Mandelöl. Achtung: Sie müssen unbedingt aufpassen, dass Ihnen nichts davon in die Augen dringt! Nach der Massage mit einem feuchten Tuch über die Augenpartie wischen und eventuell Reste von Öl mit einem Papiertuch abnehmen.
Das Gesicht wird für die Massage in vier Bereiche aufgeteilt: Stirn, Augen (Ober- und Unterlid) und obere Wangen, Mund, Kinn.

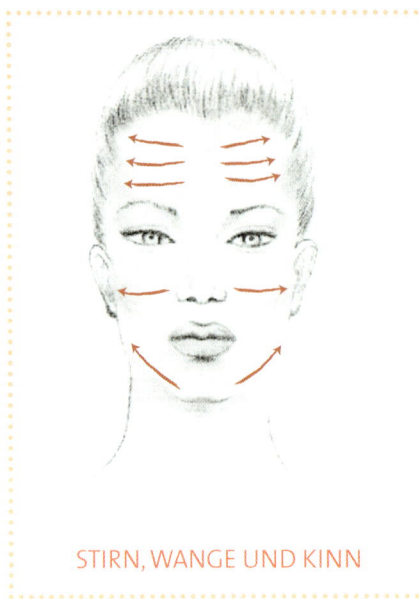

STIRN, WANGE UND KINN

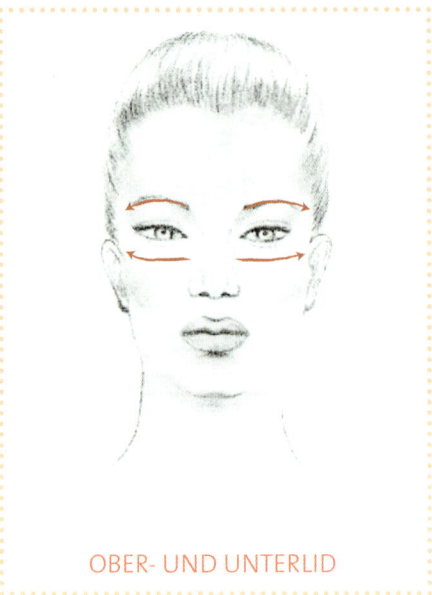

OBER- UND UNTERLID

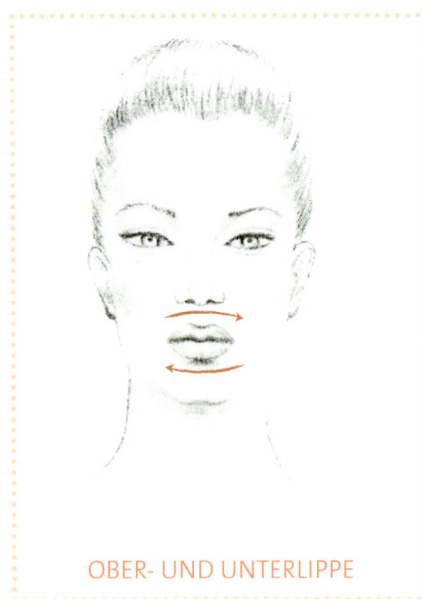

OBER- UND UNTERLIPPE

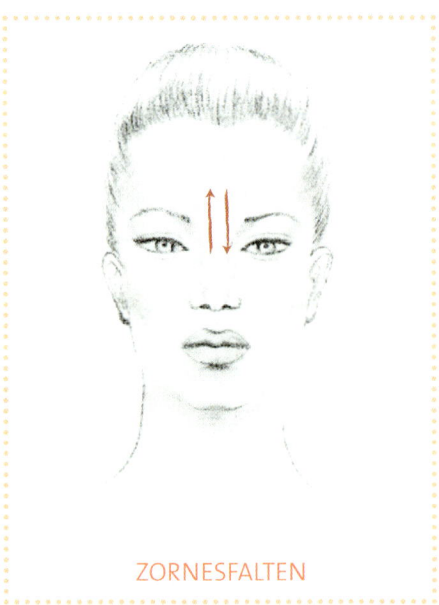

ZORNESFALTEN

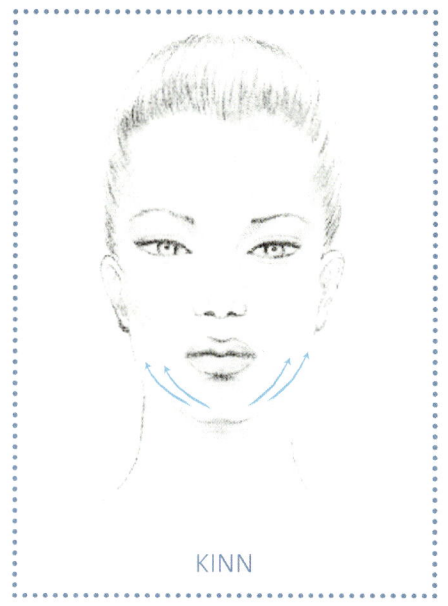

KINN

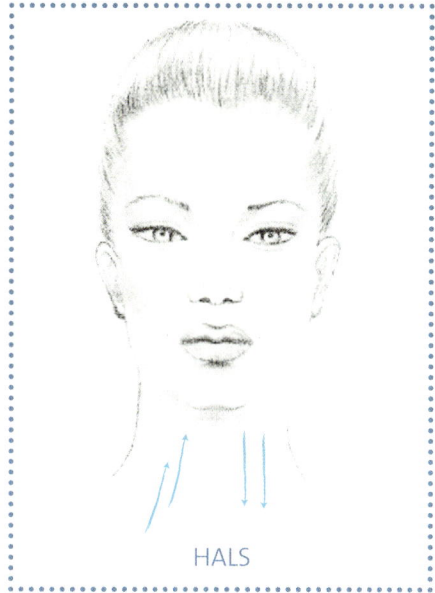

HALS

So geht's: Setzen Sie sich auf einen Stuhl oder den Wannenrand, Oberkörper leicht nach vorne beugen. Legen Sie die Handballen auf jeder Seite des Gesichts an und streichen Sie jede Gesichtspartie von Punkt 1 bis 5 in Pfeilrichtung und mit starkem Druck. **Je 40 Mal morgens und abends,** immer nur von der Mitte aus und in gerader Bewegung nach außen massieren. Das Gleiche gilt für das Kinn, ziehen Sie das Kinn zum Körper und massieren Sie mit beiden Handwurzeln vom Kinn zum Ohr. Sie können immer oder so lange massieren, bis Sie mit Ihrem Aussehen zufrieden sind. Sie werden sehen. Ein Erfolg kann sich schon am nächsten Tag zeigen. Wenn Sie auch den Hals behandeln möchten, benötigen Sie eine Noppenbürste (Drogeriehandel) sowie Öl oder eine Bodylotion. Massieren Sie damit Ihren Hals von oben nach unten mit kreisenden Bewegungen. Christa (die Erfinderin) bietet einen Halbtagsworkshop zur Eigenhandmassage an, der Ihnen in guter Erinnerung bleiben wird. Sie ist eine ganz besondere Lehrerin der alten Schule mit viel Humor, Witz und Freude. Und mit vielen Ideen für die Schönheit! Hinweise für eine Beratung per Skype für diese Massage sowie ein E-Book zur Eigenhandmassage finden Sie zum Downloaden auf meiner Schönheits-Website (Adresse siehe Seite 133).

Ganz-
heitliche
Reverse-
Aging-
Helfer

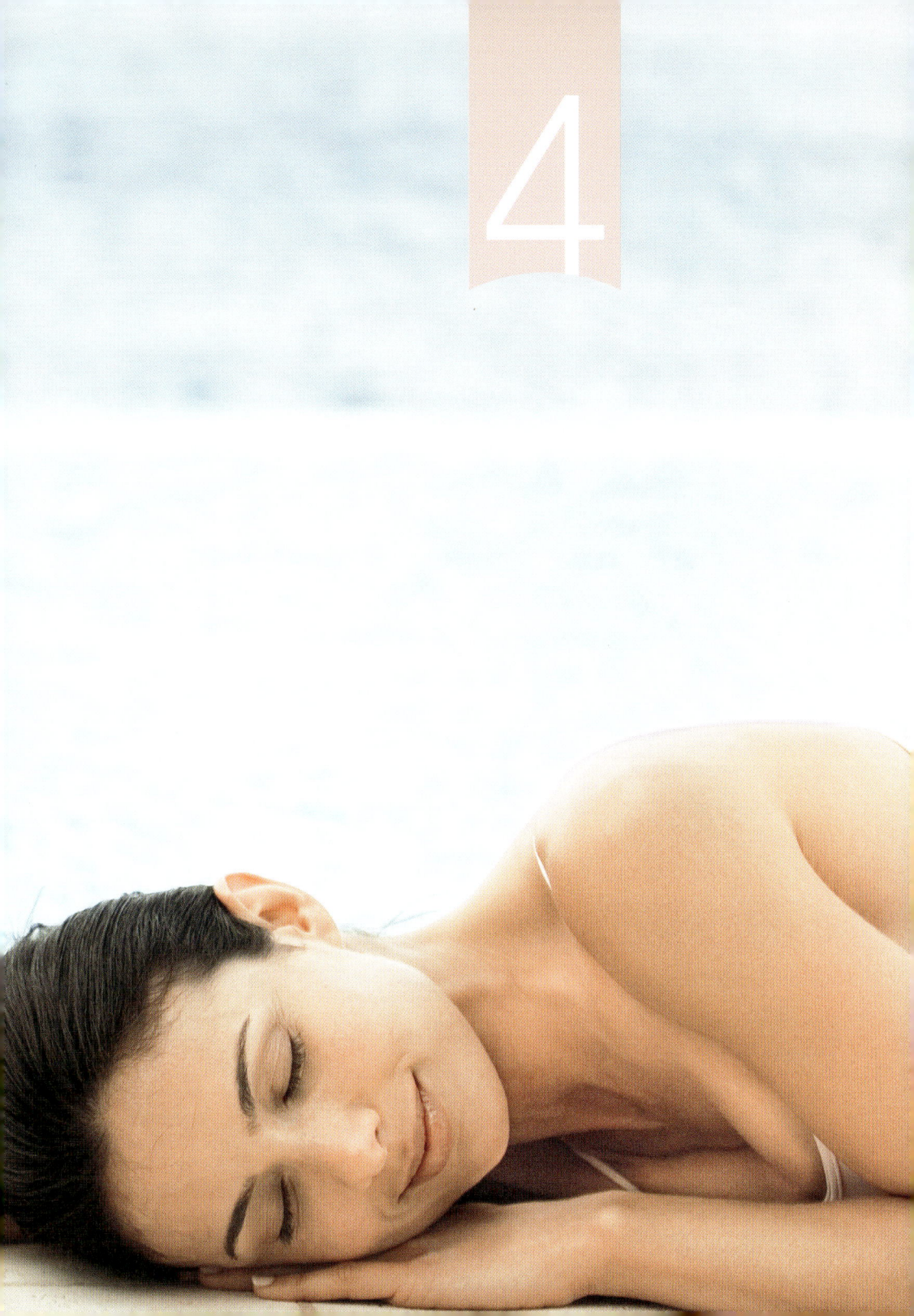

4

Für das ganzheitliche Anti-Falten-Training ist es wichtig herauszufinden, was jeder individuelle Körper braucht. Nicht nur Wasser und Nahrungsmittel, sondern ein Plus an Mineralstoffen und Aminosäuren für eine Gesunderhaltung bis ins hohe Alter. Was Ihr Körper benötigt, das können Sie mithilfe des Körperpendels austesten. Sie entwickeln damit automatisch mehr Körperbewusstsein und kommen dann auch an Ihre Gefühle heran. So können Sie dafür sorgen, dass Ihr Körper und Ihre Emotionen auf derselben Frequenz schwingen, was für die innere und äußere Schönheit ganz wichtig ist. In den folgenden Kapiteln stelle ich Ihnen die für mich wichtigsten und wirksamsten Reverse-Aging-Helfer vor. Und verrate Ihnen zum Schluss meine persönlichen Schönheitsrezepte.

Die Haut mag es nicht sauer!

Statt einzelne Lebensmittel für eine schöne Haut zu empfehlen, finde ich es viel wichtiger, seinen pH-Wert zu kennen – er ist der einzige wirklich bedeutsame Messwert für die Gesundheit. Der pH-Wert gibt an, wie sauer oder wie basisch Sie sind. Die Mess-Skala reicht von 1–14, wobei alle Werte unter 7 sauer und alle Werte über 7 basisch sind, 7 gilt als neutral. Der pH-Wert Ihres Urins, den Sie mit Lackmuspapier aus der Apotheke leicht selbst messen können, ist leicht sauer bis neutral, der pH-Wert von Blut und Gewebe aber leicht basisch. Wenn diese Werte okay sind, zeigt sich das auch in einer zarten und feinporigen Haut. Wenn Sie auf eine basische Ernährung achten und Ihr Körper demzufolge basisch ist, können Sie Cholesterinspiegel, Blutzucker, Blutdruck und all die anderen Werte, die Ihr Arzt misst, vergessen. Urinuntersuchungen allein geben aber nie hinreichend Aufschluss über den Säure-Basen-Haushalt des Bluts. Da müssen Sie immer zusätzlich auch eine Blutuntersuchung machen lassen.

Säuren: Nährboden für Cellulite

Jede Mahlzeit, die Sie essen, wird in Ihrem Körper säuberlich zerlegt. Brauchbares wird verwendet, Unbrauchbares fliegt raus. Das nennt man „Stoffwechsel" (Meta-

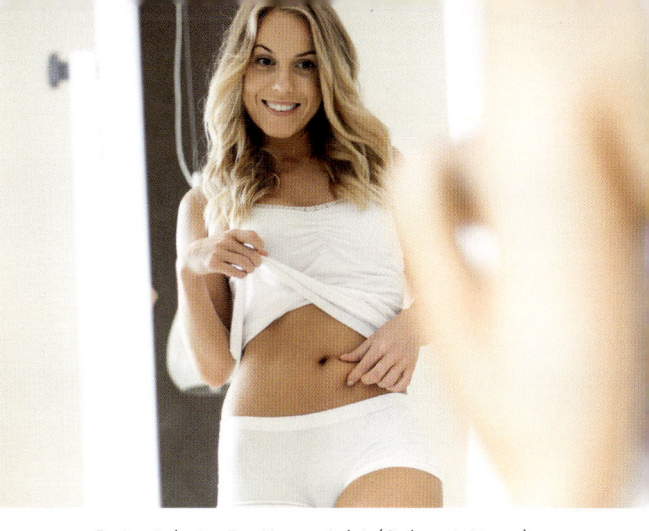

bolismus). Je weiter von der Natur entfremdete Nahrungsmittel wir essen, desto größer ist die Wahrscheinlichkeit, dass sie als Stoffwechselabbauprodukte in Form von Säuren (=Schlacken) enden, die sich dann auch unschön im Bindegewebe als Cellulite zeigen. Sie essen zum Beispiel ein Fertiggericht (Salami-Pizza), das besteht aus Mehl, Käse, Wurst und Tomatensauce. Dazu kommen künstliche Zusätze wie Geschmacksverstärker, Stabilisatoren, Konservierungsmittel, Säureregulatoren etc. Alle diese Zutaten sind extrem säurebildend. Auch Phosphorsäure in Cola und Limo, Umweltgifte, Medikamente und Drogen machen den Körper sauer. Genauso wie Angst, Hass, Ärger, Missmut, Zweifel, Enttäuschung, Stress und Hektik.

Leider kann der Körper diese Säuren nicht so einfach ausscheiden. Sie müssen erst neutralisiert werden. Das geschieht mithilfe von Mineralstoffen wie Calcium, Kalium und Magnesium. Der Körper holt sich die Mineralien aus Knochen, Zähnen, dem Haarboden, aus den Blutgefäßen und Organen. Damit riskiert er einen Mineralienmangel und schwere Schäden: faltige Haut, Karies, Krampfadern, Haarausfall, Osteoporose, brüchige Fingernägel, Bandscheibenleiden, Arteriosklerose u. a. Doch was soll er machen. Das Blut muss basisch bleiben, sonst sterben wir. Das nennt man „Entmineralisierung" oder „Verschlackung" oder noch besser: ALTERUNG! Anschließend müssen die Säuren, „Schlacken" genannt, mühsam über Haut, Nieren, Darm oder die Gebärmutter (mit der monatlichen Blutung) ausgeschieden werden. Ist die Säuremenge aufgrund einer schlechten Ernährung zu hoch, sind die Ausscheidungsorgane überlastet, und die Schlacken werden im Körper eingelagert. Wenn wir dem Körper nicht helfen, die Säuren loszuwerden durch eine Ernährungsumstellung, Darmreinigung oder Fasten, setzen sich diese „Schlacken" (=Versalzung) zwischen die Zellen der Haut. Das macht Falten, begünstigt Altersflecken und Cellulite.

Kleiner Säure-Basen-Test: Bin ich sauer?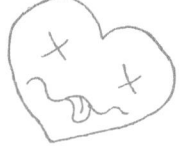

ja   nein

1. Sind Sie häufig erkältet?

2. Haben Sie oft ein Völlegefühl nach dem Essen
   oder müssen Sie aufstoßen?

3. Haben Sie regelmäßig Blähungen?

4. Zeigt Ihre Zunge gelblich-weiße Beläge oder feine Risse?

5. Haben Sie häufig säuerlichen Körper- oder Mundgeruch?

6. Schlafen Sie zu wenig?

7. Verspannen oder verkrampfen sich Ihre Muskeln plötzlich?

8. Leiden Sie an Allergien, z. B. Heuschnupfen oder Asthma?

9. Sind Sie Rheumatiker oder in dieser Hinsicht familiär belastet?

10. Haben Sie oft Migräneattacken oder Kopfschmerzen?

11. Leiden Sie an häufig wiederkehrenden Schmerzen,
    für die es keine organische Erklärung gibt?

12. Leiden Sie an Diabetes Typ 2?

13. Haben Sie Nieren- oder Gallensteine (gehabt) oder
    leiden Sie an Gicht?

14. Trinken Sie viel Kaffee oder schwarzen Tee
    (mehr als 4 Tassen täglich)?

Summe:

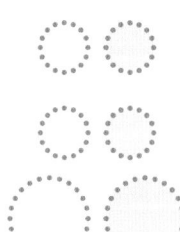

Auswertung: Drei oder mehr Ja-Antworten sprechen für eine Übersäuerung. Überprüfen Sie unbedingt den pH-Wert Ihres Urins und lassen Sie den pH-Wert Ihres Bluts von Ihrem Arzt feststellen.

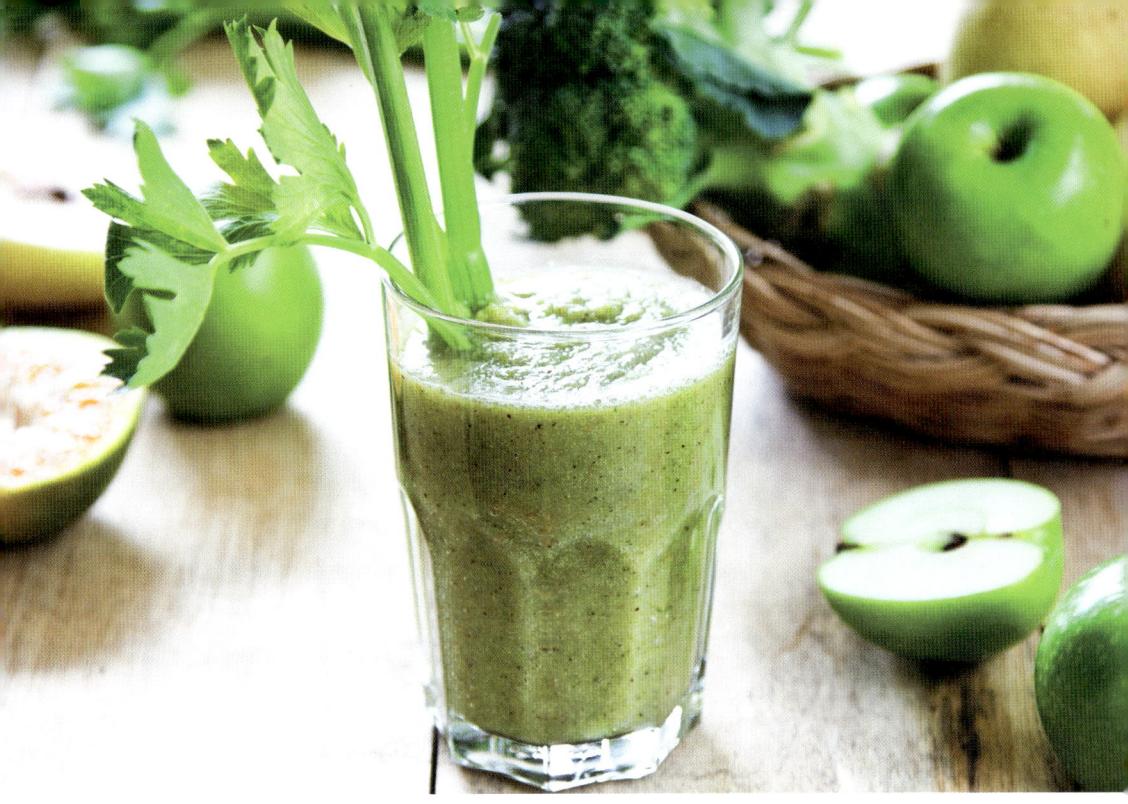

Ganzheitliche Zellnahrung

Eine ganzheitliche basische Ernährung ist die beste Voraussetzung, um weniger Säurebildner und dafür mehr Basenbildner zu sich nehmen. Wichtig ist auch, ein gesundes Hungergefühl zuzulassen, es löst eine Hormon-Kaskade aus, und die Nährstoffe, die man aufnimmt, werden viel besser verwertet. Grundnahrungsmittel für ein jugendliches Aussehen sind frisches Bio-Gemüse, -Salate und -Kräuter (nur mittags), vor allem grünes Blattgemüse, Smoothies und grüne Pflanzensäfte. Sie enthalten viel Chlorophyll und sind Träger der Lebensenergie. In allen Blättern von Gemüsen befinden sich sehr viele Mineralien und Spurenelemente, dadurch ergibt sich eine zelluläre Sättigung. Ab und zu Fleisch von Bio-Geflügel oder Bio-Rind zu essen, ist okay, ebenfalls frischer Wildlachs. Ihren Konsum von Milchprodukten sollten Sie total einschränken, weil sie den Körper verschleimen. Und natürlich das Trinken nicht vergessen: 2 Liter reines, kohlensäurefreies Wasser täglich, Gemüse-säfte oder Kräutertees (Reformhaus).

Nahrungsergänzungen als „Faltenfüller"

Doch selbst mit einer ausgewogenen Ernährung können Sie heute Ihren Körper nicht mehr ausreichend mit allen lebensnotwendigen Nährstoffen versorgen, da nicht mehr genügend Nährstoffe in der Erde sind. Nach dem heutigen Stand der Forschung können moderne Multivitaminpräparate mit Wirk- und Hilfsstoffen alle Stoffwechselfunktionen unterstützen. Dafür brauchen Sie bioverfügbare Nahrungssupplemente, daran geht kein Weg vorbei. Die neue Generation von Multivitaminpräparaten lässt sich in zwei Klassen unterteilen:

Typ A: Basispräparate. Die Dosierungen sind für Erwachsene mittleren Alters bestimmt, sie decken eine breite Palette von Nährstoffen ab, die man im Alter zwischen 30 und 50 Jahren benötigt.

Typ B: Komplett-Multis. Diese moderne Form von Präparaten zur Altersprävention sichert auch gegen individuelle Stoffwechselinsuffizienzen wie Diabetes Typ 2, Herz-Kreislauf-Erkrankungen und Durchblutungsstörungen. Sie bieten die wichtigsten Wirkstoffe (Aminosäuren, Mineralien, Fettsäuren sind nicht integriert) zur Vorbeugung gegen degenerative Alterserkrankungen. Mehr Informationen können per E-Mail erfragt werden, und Bestelladressen finden Sie ab Seite 139.

Hit-Liste für ein jugendliches Aussehen

1. Eine organische basische Ernährung mit hoch dosierten gut bioverfügbaren Antioxidantien: Die wichtigsten Vitalstoffe in der Kombination für eine schöne Haut und Verjüngung sind heute ein Muss.

2. Proanthenols steckt in den Kernen und Schalen von Weintrauben, in den Innenhäuten der Erdnüsse und der Rinde bestimmter Pinienarten. Die farblose Substanz verleiht Pflanzen eine Art Rostschutz, sodass eine übermäßige Oxidation verhindert wird. Bei Menschen unterstützt Proanthenols die Zellverjüngung. Das im Handel als OPC bekannte Proanthenols bindet sich an Kollagen und Elastin und stärkt die beiden wichtigsten Proteine der Haut und des Bindegewebes („Kollagenvitamin").

3. Ohne Vitamin E (Tocopherol) würden wir „rosten" wie altes Eisen. Es wappnet gegen Arteriosklerose („Arterienverkalkung"), stärkt Muskeln und Fortpflanzungs-organe und verlangsamt den Alterungsprozess der Haut. Bei Mangel sind die ersten Warnzeichen Sehschwäche, welke Haut, Müdigkeit, Altersflecken, Entzündungen im Verdauungstrakt. **Vorkommen:** pflanzliche Öle, Fette von Weizenkeimen und Sonnenblumen, Nüsse, Avocados, Erbsen, Karotten. Tagesdosis: 12 mg, das entspricht einem Esslöffel Weizenkeimöl.

4. Weißer Tee enthält Phytonährstoffe mit entzündungshemmenden Wirkstoffen, schützt die Haut und verlangsamt den Abbau von Kollagen- und Elastinfasern, für eine straffe, faltenfreie Haut.

5. Vitamin C ist für ein festes Bindegewebe unerlässlich, da es am Aufbau von Kollagen beteiligt ist, die Eisenaufnahme fördert und im Organismus verbrauchtes Vitamin E regeneriert. Zudem stärkt es das Immunsystem und begünstigt die Auf-nahme von Spurenelementen und Eisen aus der Nahrung. **Vorkommen:** Soja-bohnen, rohes Obst und Gemüse, Sanddorn, schwarze Johannisbeeren, Zitrusfrüch-te, Paprika, Petersilie, Blumenkohl, Tomaten.

6. Extrakt aus Portulak Portulak gehört zu den Wildkräutern, die seit mehreren Tausend Jahren zur Ernährung genutzt werden. Eine Studie hat gezeigt, dass sich durch eine zwei-wöchige Einnahme von Portulak die Verkürzung der Telomere um 24 – 57 Prozent verlangsamt. Es wurden zudem eine bes-sere Lernfähigkeit und höhere Speicherfähigkeit des Gedächt-nisses beobachtet. Portulak hat auch einen schützenden Effekt auf die Neuronen, erhöht die SOD-Werte (die Superoxid-Dismutase (SOD) ist ein antioxidatives Enzym, das in vielen biologischen Systemen vorkommt) und die Aktivität der Telomerase und der Telomere der Gehirnzellen. Die Pflanze selbst schmeckt etwas säuerlich, enthält hohe Vitamin-C-Anteile sowie Omega-3-Fettsäuren und Mineralien. Vorkommen: als Wildpflanze in Süd- und Mitteleuropa. In Nordeuropa bekommt man Portulak als Asche und als Blätter in der Apotheke oder im Bio-Großhandel.

7. Hyaluronsäure Hyaluron hält die Feuchtigkeit im Körper, vor allem im Bindegewebe, und ist für die Spannkraft der Haut sehr wichtig. Der Körper produziert selbst Hyaluron, ab 40 beträgt der Gehalt jedoch nur noch 40 Prozent und mit 60 Jahren sogar nur noch 10 Prozent, wodurch die Haut an Elastizität verliert, dünner und trockener wird, Falten entstehen. Die Hyaluronsäure gelangt als Supplement gezielt in die tieferen Hautschichten, füllt die Feuchtigkeitsspeicher der Haut wieder auf, regt die Bildung von Kollagen und Elastinfasern an. Das bringt in jedem Alter eine Verbesserung.

8. Glutenfreie Samen wie Quinoa, Hirse, Amaranth ersetzen Getreideprodukte wie Pasta und Reis und sind Basenbildner. Samen können Sie auch zuerst ankeimen lassen und sie als Keime verzehren, sie haben dann einen sehr viel höheren Nährwert als in gekochtem Zustand.

9. Früchte statt Zucker Je süßer die Früchte sind, desto mehr Säuren entstehen bei ihrer Verdauung. Also in Maßen und nur auf leeren Magen essen, nie als Dessert! Machen Sie ein Mal wöchentlich einen Obst- oder Safttag oder legen Sie eine Fastenwoche ein.

10. Gute Fette Ein kleiner Teil unserer Nahrung darf aus gesättigten Fetten bestehen, wie Kokosöl (gut für die Leber), Kokosmus, Ghee, Rohmilchbutter (gut bei Schwermetallentgiftung und für die Leber). Den größeren Platz auf dem Speiseplan sollten freilich ungesättigte Fette einnehmen: Walnüsse (DHA) und Hanfsamen, Chia-Samen, Sonnenblumenkerne, Leinsaat, Kürbiskerne etc.

11. Grüne Smoothies können Sie einfach selber machen, zum Beispiel mit Petersilie. Sie ist reich an Chlorophyll, das unser Blut reinigt, es hilft neues Blut zu bilden, unterstützt Leber und Nieren bei der Entgiftung. Petersilie ist vitalstoffreich und wie ein Multivitaminpräparat reich an Spurenelementen. Petersilie lässt Mundgeruch verschwinden. In der Petersilie finden wir Vitamin A, die Vitamine B1–B6, Vitamin C, Beta-Carotin, Folsäure, Vitamin K und B12, Mineralstoffe und Spurenelemente. Sie liefert Calcium, Magnesium, Phosphor, Eisen und die Hautmineralien Mangan, Kalium und Schwefel – und all das in bester organischer, leicht verwertbarer Qualität. Petersilie schützt die Lungen vor krebserregenden Substanzen. Aber auch alle anderen grünen Gemüseblätter sind reich an Chlorophyll. **Grünes Detox-Rezept:** 1 Bund Petersilie in 1 Liter Wasser kurz aufkochen und erkalten lassen. Dann in den Kühlschrank stellen. Über 3 Wochen täglich 1 kleines Glas von diesem Saft trinken.

Rezepte für Petersilien-Drinks

Für eine gesunde Portion Petersilie mischen Sie diese mit dem Saft von milden Gemüsen oder Früchten wie z. B. Möhren, Rote Beeten, Äpfel. Noch besser ist es, aus Petersilie gemeinsam mit Früchten im Mixer einen Smoothie zu zaubern. Hier kommen meine Lieblings-Petersilien-Smoothie-Rezepte, die jeweils eine Mahlzeit ersetzen können. Im Grunde sind sie viel wertvoller, da sie nährstoff- und vitalstoffreicher sind als eine gewöhnliche Mahlzeit.

FRÜHSTÜCKS-SMOOTHIE: Mixen Sie 1,5 Tassen Wassermelone (mit Kernen), 1/4 Tasse Petersilie, 0,5 Tasse Wasser. Ein köstlicher und nahrhafter Drink.

MITTAGS-SMOOTHIE: Mixen Sie eine Tasse Beeren (Heidel- oder Erdbeeren), eine Banane, 1/4 Tasse Petersilie, 0,5 Tasse Wasser.

ABEND-DRINK: Entsaften Sie drei Äpfel oder vier Karotten (plus ein Schuss Öl) und mixen Sie den Saft mit 0,5 Tasse Petersilie; mit etwas Zitronensaft wird der Drink noch erfrischender. Sie können auch viele andere Früchte mit Petersilie zusammenmixen.

Das Körperpendel

Man kann auf gute Lebensmittel achten, wie schon ab Seite 100 beschrieben. Aber man kann noch mehr tun: sich gezielt ernähren. Das macht insofern Sinn, weil jeder Mensch individuell auf verschiedene Nahrungsmittel reagiert und Unterschiedliches braucht – je nach Veranlagung. Eine einfache Möglichkeit herauszufinden, welche Stoffe genau Sie brauchen, ist das Körperpendel. Es ist ein wundervolles Werkzeug, um mit Ihrem Körper in Verbindung zu treten, man kann es überall und jederzeit anwenden. Wenn Sie etwas Übung haben, können Sie Ihre Nahrungsmittel und Supplemente mit dem eigenen Körper testen. Lernen Sie die Sprache Ihres Körpers verstehen, dann wissen Sie, was er wirklich essen möchte.

Verlängerter Arm unseres Unterbewusstseins

Ihr Körper ist mit Ihrem Unterbewusstsein verbunden und spricht durch Gefühle und Emotionen mit Ihnen. Wenn Sie anfangen, Ihrem Körper Fragen zu stellen, bekommen Sie eine Antwort über ein Gefühl. So können Sie mit dem Muskelresonanztest gezielt ein Problem aufspüren und dieses sofort nachhaltig korrigieren und neutralisieren. Wenn Sie das einüben, machen Sie etwas Neues für Ihr Gehirn, d. h. es entstehen neue neuronale Vernetzungen im Gehirn, die wiederum neue Gene ausschütten, und damit erweitern Sie Ihr Bewusstsein. Wann immer Sie sagen oder denken, was der Wahrheit Ihres Unterbewusstseins (Körper) entspricht, wird das elektromagnetische Feld um Ihren Körper stärker, und der Muskel ist stark, das bedeutet JA. Das Gleiche gilt, wenn Sie falsch denken, sprechen oder empfinden, dann wird Ihr elektromagnetisches Feld um Sie herum schwächer – das Resultat: Ist der Muskel schwach, entspricht das einem NEIN.

Beispiel: Sie sind eine Frau und Ihr Name ist Anna. Sie sagen: „Ich bin eine Frau und ich heiße Anna", das wird Ihr Unterbewusstsein als wahr einstufen, Ihr Feld und Ihr Muskel folgen. Doch wenn Sie sagen: „Ich bin ein Mann und mein Name ist Karl", schwingt dieser Satz falsch (unwahr!) mit dem Unterbewusstsein, und Ihr Feld und

Ihr Muskel werden schwach testen. **Wichtig:** Da die Stärke der Muskeln in Resonanz steht mit dem elektromagnetischen Feld (zur Ursubstanz, die alles erschaffen hat), können Sie die Stärke und Schwächen Ihrer Muskeln mit Ihrem Unterbewusstsein bestimmen.

Übung: Stärken und Schwächen erspüren

Und so geht's:

1. Neutrale Stellung einnehmen: Stellen Sie sich gerade hin und legen Sie beide Hände verschränkt auf Ihre Brust. Achten Sie darauf, wie sich Ihr ganzer Körper im Raum anfühlt.

2. Stärken/Wahrheiten wahrnehmen: Sagen Sie zu sich: „Mein Name ist ...." (eigenen Namen einsetzen) und achten Sie darauf, wie sich Ihr gesamter Körper verhält. Er wird eine mehr oder weniger große Bewegung nach vorne machen.

3. Schwächen/Unwahrheiten wahrnehmen:

Dann sagen Sie zu sich: „Mein Name ist Schneewittchen" und achten wieder darauf, welche Bewegung Ihr Körper macht. Er kippt eventuell nach hinten oder fängt an zu schwanken. Achten Sie bitte darauf, wo im Körper Sie eine Empfindung spüren.

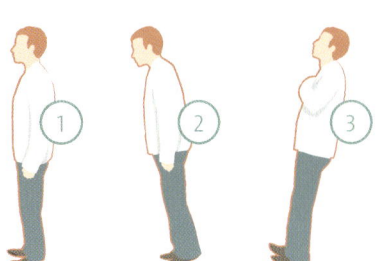

Der menschliche Körper reflektiert immer den energetischen Zustand, in dem sich ein Mensch befindet und worauf ein Mensch seine Aufmerksamkeit richtet.

Beispiel: Sie stellen sich aufrecht hin, versetzen Ihre Gedanken in die Neutralität und gehen die Übungen 1–3 zum Aufwärmen durch. Dann nehmen Sie eine Packung Milch in die Hand und fragen: „Ist die Milch für mich verträglich?" Geht die Schwingung nach hinten, ist es ein NEIN. Schwingung nach vorne: ein JA.

So wie Ihr Verstand in Harmonie mit Ihren Gedanken und Ideen sein muss, sollte auch Ihr Unterbewusstsein im Einklang mit Ihren Gefühlen und Emotionen schwingen. Der Schlüssel liegt im Vertrauen zu sich selbst – und Übung macht den Meister. Sie brauchen ein wenig Übung und Geduld mit sich, wenn es am Anfang noch nicht recht klappen will (weiterführende Seminare zum Körperpendel finden Sie auf meiner Website).

Mit der Stimmanalyse in den Körper horchen

Es gibt noch eine weitere Möglichkeit, Ihre Nahrung und Nahrungssupplemente auszutesten und ein genaues Profil Ihrer Haut zu erstellen: die Stimmfrequenzanalyse. Oft reicht schon das erste „Hallo" am Telefon, und ich weiß, in welcher Verfassung sich mein Gesprächspartner befindet. Die Stimme ist sinnverwandt mit Stimmung, die Stimme ist also ein Ausdruck der psychischen Verfassung – aber nicht nur. Die Stimme verrät auch viel über den körperlichen Zustand. Weil die Stimme wie ein Resonanzkörper funktioniert. Jede Körpersubstanz erzeugt einen anderen Ton, die Stimme jedes Menschen ist daher so einmalig wie sein Fingerabdruck. Diesen individuellen chemischen Cocktail im Körper eines Menschen kann man mithilfe einer Stimmfrequenzanalyse sichtbar machen. Jede chemische Substanz im Körper weist eine bestimmte Schwingung auf, die sich einem Molekulargewicht zuordnen und mit einer speziellen Software abbilden lässt. Diese Zuordnung geht auf den deutschen Forscher Prof. Dr. Partheil zurück, der zu Beginn des letzten Jahrhunderts den Zusammenhang zwischen Frequenz und Molekulargewicht entdeckte. Je mehr von einer Substanz vorhanden ist, desto intensiver erscheint ihre Frequenz im Stimmprofil.

Was die Stimme über die Schönheit verrät

Der Zustand von Haut, Haaren und Nägeln eines Menschen ist auch ein Spiegel seines Ernährungszustands und der Versorgung mit Mikronährstoffen. Viele Nährstoffe wie Zink, Selen, Mangan, Vitamin C und E sind für den Schutz von Haut und

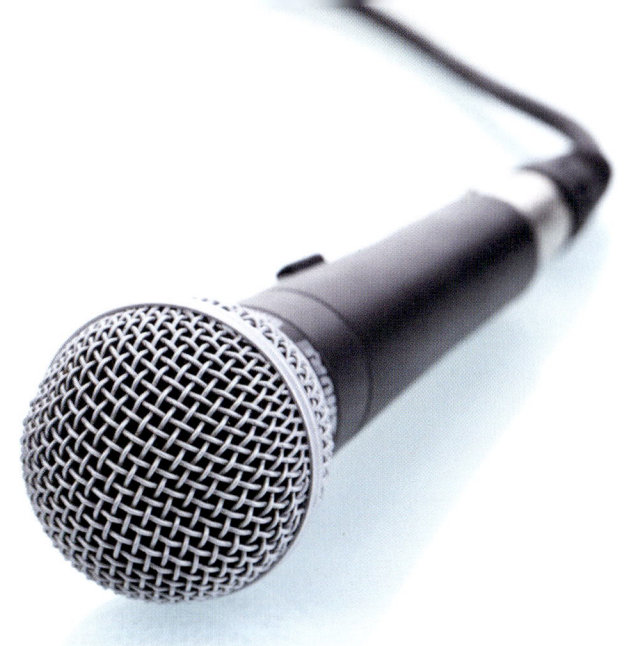

Haaren gegen oxidative Schäden unerlässlich. Mangelerscheinungen lassen das Haar stumpf werden, ergrauen oder ausfallen, Nägel werden brüchig, die Haut trocknet aus und altert frühzeitig. Aber auch allergische Hauterkrankungen lassen sich durch eine optimale Versorgung mit Mikronährstoffen lindern.

Eine wahllose Nahrungsergänzung hat wenig Nutzen, da man nicht weiß, welche Substanzen tatsächlich fehlen und ob die verwendeten Präparate vom Körper überhaupt verwertet werden. Deshalb verwende ich schon seit Jahren die VoxSana-Stimmanalyse nach Monika Warner, um herauszufinden, ob der Körper mit allen wichtigen Nährstoffen, die für eine gesunde Haut, kräftige Haare und Nägel notwendig sind, gut versorgt ist. Denn Schönheit kommt vor allem von innen.

So funktioniert die Stimmfrequenzanalyse

Um die Stimme analysieren zu können, werden einige Sekunden gesprochene Sprache per Computer aufgezeichnet, digitalisiert und als Oszillogramm bildlich dargestellt.

Durch das anschließende Rechenverfahren, die „Fourier-Analyse", entsteht ein Balkendiagramm, das die in der Stimme enthaltenen Frequenzen und deren Intensität in mehreren Oktaven abbildet. Anschließend wertet ein Arzt oder Therapeut die

Daten der Stimmanalyse aus. Anhand der Darstellung kann er das Zusammenspiel von Wasser, Mineralstoffen, Spurenelementen, Vitaminen, Fetten und Aminosäuren im Körper erkennen, sieht Dissonanzen und kommt auch Schadstoffen und Allergenen auf die Spur. Mit einer gezielten Behandlung können eventuelle Mängel leicht ausgeglichen werden (die Kosten für eine Stimmfrequenzanalyse betragen rund 100 Euro).

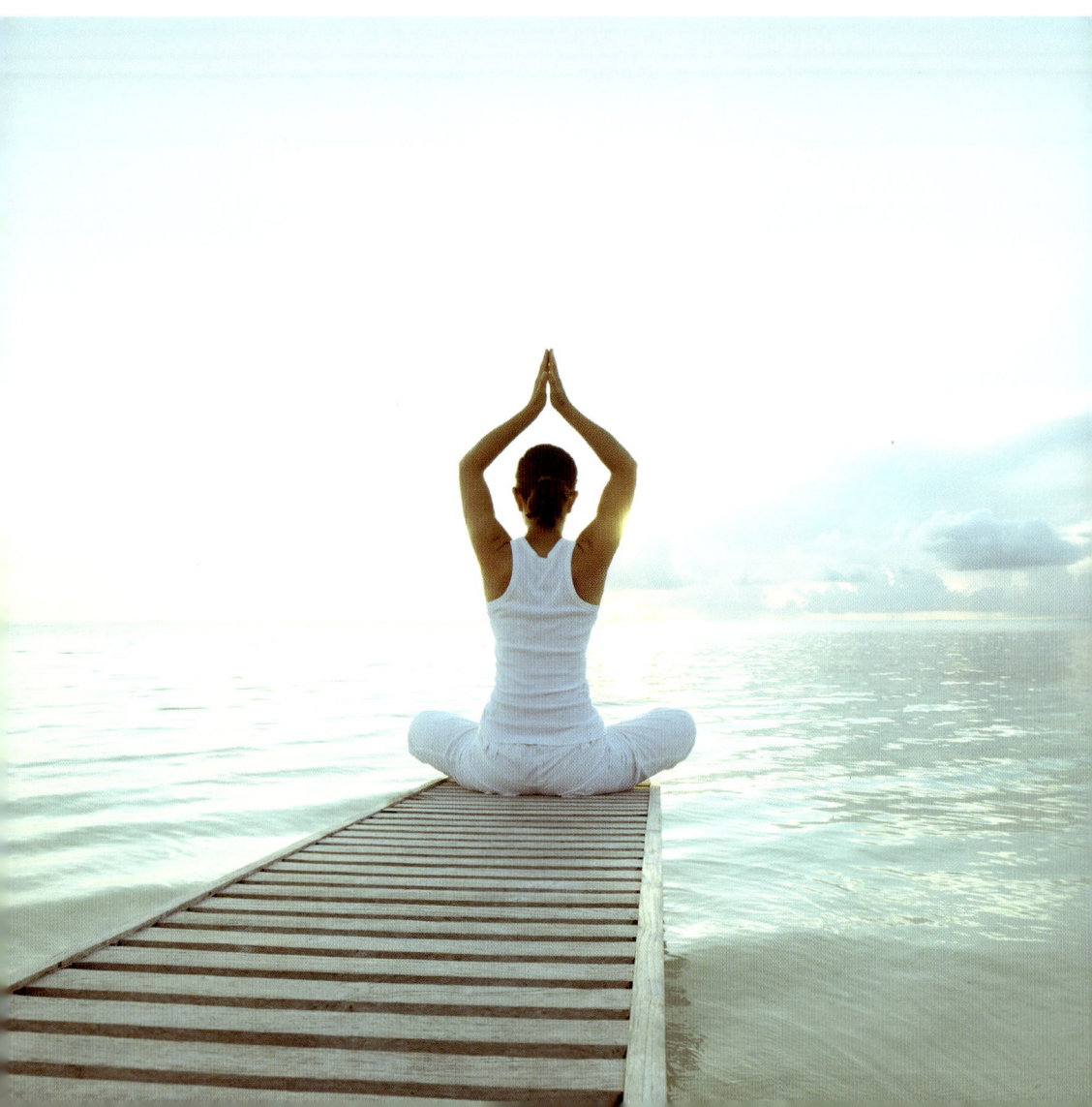

Ausweit-Übung (Expand-Out)

Weite Deine Energie aus und finde Frieden, Geborgenheit, Gelassenheit. Diese Übung kann man anwenden, wenn man verkrampft, nervös, durcheinander, enttäuscht ist oder Angst hat. Auch wenn man Schmerzen hat oder Stress empfindet, fühlt sich der Körper nach dieser Übung besser an, man sieht auch besser aus. Trainer nutzen diese Übung ebenfalls in ihren Sitzungen. Es heißt, wenn Du im Zweifel bist, werde weiter und größer. Dann ziehen Freude, Leichtigkeit und Spiel in Dein Leben ein. Wenn man sich ausweitet bis zum Universum und noch weiter, schafft man nicht nur bildlich Platz für seinen Körper, man intensiviert auch sein Körperbewusstsein, wird offen und sensibel für das, was der Körper braucht. Die Übung ist daher eine gute Vorbereitung für alle anschließenden Körperübungen.
Stellen Sie sich jetzt die Frage: „Bin ich in meinem Körper oder ist mein Körper in mir?" Und denken Sie ein wenig darüber nach. So schärft man erneut sein Bewusstsein für sein Ich und seinen Körper und stärkt die Verbindung zwischen beiden. Sie können sich auch fragen: „Wie viel Raum braucht mein Körper jetzt?"
Ich mache die Übung jeden Morgen beim Aufstehen. Wenn ich mich recke und strecke, unterstütze ich meinen Körper und dehne und weite mich auch geistig.

So geht's: Setzen Sie sich an einen ruhigen Ort – wenn Sie wollen, schließen Sie die Augen. Stellen Sie sich vor, wie Sie mit Ihrem Geist größer und größer werden und in alle Richtungen expandieren. Erst 100 km, dann 1000 km, in jede Himmelsrichtung, nach oben ins Universum und tief in die Erde hinein. Entfalten Sie sich Schritt für Schritt:

∞ so weit wie das Zimmer, in dem Sie sind
∞ so weit wie das Haus, in dem Sie leben
∞ so weit wie Ihre Stadt
∞ so weit wie Ihre Region
∞ so weit wie Ihr Land
∞ so weit wie die Erde
∞ so weit wie das Universum und weiter ...

Meditation: Stress lass nach!

Stress ist die Ursache aller „Alterserkrankungen" inklusive Falten und hat einen schädlichen Einfluss auf das Bindegewebe. Daher sollte man nicht nur mit Trockenbürsten und Kräutern die Lymphe reinigen, sondern auch mithilfe von Meditationsübungen Stress und Gifte im Körper abbauen. Meditation kommt vom lateinischen Wort *meditatio*, zu *meditari* „nachdenken, nachsinnen, überlegen" oder mit anderen Worten: das Kultivieren seines Selbst.

Für Anfänger ist es einfacher, mit einer geführten Meditation zu beginnen. Wie das Achtsamkeitstraining, das den Geist beruhigt und sammelt, führt die Meditation durch den ganzen Körper und lenkt so Ihre Aufmerksamkeit auf Ihre Organe, das entspannt und entstresst den Körper. Eine andere Entspannungsform ist die geführte Hypnose-Meditation, die Sie in den Alphazustand versetzt und so das Unterbewusstsein von Spannungen befreit. Stress verursacht nicht nur unangenehme emotionale Zustände, er flutet den Körper auch mit dem Entzündungshormon Cortisol, und das beeinträchtigt unser Immunsystem, wie wir schon wissen.

Das American Institute of Stress (AIS) hat herausgefunden, dass Stress die Ursache von 60 Prozent aller menschlichen Krankheiten und Leiden ist. Und nach Dr. A. Pischinger können sich dauerhafte Belastungen des Zentralnervensystems (ZNS) negativ auf das Bindegewebe auswirken und damit auf unser autonomes Nervensystem im Körper. Es kann durch Umweltgifte, falsche Ernährung, freie Radikale und Genussgifte nachhaltig geschädigt werden. Bei Überlastung kommt es zu einer Kettenreaktion, die an den ganzen Organismus weitergeleitet wird. Stress endet immer an den synaptischen Enden des vegetativen Nervensystems und an den Enden der Gefäße. Und bei Dauerstress kommt es zu einer vermehrten Freisetzung von Entzündungsmediatoren und so zu einer Entzündungsbereitschaft des Bindegewebes. Das führt wiederum zu dem sogenannten Erschöpfungssyndrom, die gesamte Grundregulation des Körpers wird eingeschränkt (siehe am Beispiel Fibromyalgie, Faser-Muskel-Schmerz, und allen „Zivilisationskrankheiten"). Die gute Nachricht: Es ist ein positiver Einfluss auf das ZNS über das Bindegewebe möglich.

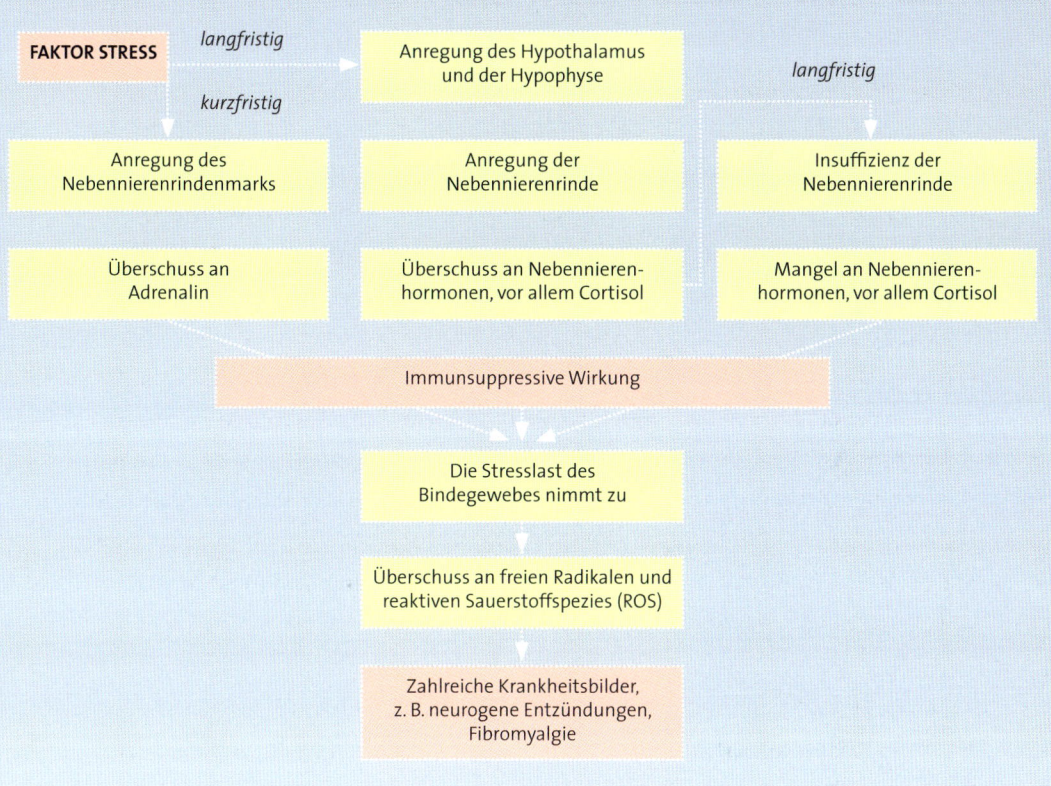

Fragen Sie sich: „Nehme ich mir regelmäßig Zeit, um mich zu entspannen? Gebe ich mir Raum, mich zu entspannen, damit sich Dinge verwirklichen können?" Ich meine damit nicht, sich vor den Fernseher auf die Couch zu legen. Eine aktuelle Studie (Carnegie Mellon) hat gezeigt, dass nur 25 Minuten Meditieren drei Tage in Folge Stress deutlich dämpft. So kann man durch Meditieren auch seinen Cortisol-spiegel senken. Wenn die Art, wie Sie mit Ihrem Körper umgehen, nicht in Ordnung ist, dann haben Sie die Macht, das zu ändern! Also, was denken Sie? Können Sie sich vorstellen, 25 Minuten am Tag für sich zu reservieren, um eine solide Grundlage für Ihre körperliche und geistige Gesundheit zu bilden? Wenn Sie das 19 Tage lang durchhalten, halten Sie schon den Schlüssel zum Erfolg in den Händen.

Übung: Meditation für weniger Stress und mehr Selbsterkenntnis

Nehmen Sie die Meditationshaltung ein: Setzen Sie sich aufrecht hin und bilden mit Ihren Händen die Inana-Mudrahaltung: Zeigefinger und Daumen werden zusammengelegt und formen einen Kreis. Die Handrücken können Sie entspannt auf den Oberschenkeln ablegen. Schließen Sie Ihre Augen, werden Sie ganz ruhig, indem Sie langsame Atemzüge in den Bauch machen und anschließend immer sehr viel länger aus- als einatmen. So kommen Sie zur Ruhe und gelangen in einen Zustand der Verinnerlichung.

Jetzt erinnern Sie sich bitte an eine kürzlich erlebte Situation, in der Sie emotional verwirrt, entrüstet, beleidigt oder bedrängt waren und den Eindruck hatten, es gäbe keine Lösung für Ihre Probleme. Erinnern Sie sich an andere Situationen davor, die dieselben beklemmenden Gefühle hervorriefen. Prüfen Sie, ob die Ursachen ähnlich waren.

Die Übung sollte nicht länger als 10 Minuten dauern. Öffnen Sie die Augen, atmen Sie tief ein und aus und gehen Sie wieder Ihrer normalen Tätigkeit nach.

In der Regel haben wir einen hypersensiblen emotionalen Bereich, dessen "Betreten" übertriebene Reaktionen auslöst – und in ähnlichen Situationen verfallen wir in die immer gleiche Art von emotionaler Reaktion, wobei sie von Mal zu Mal stärker wird. Analysieren Sie sich ehrlich und entdecken Sie, welches fremde Verhalten Sie am stärksten aus dem Gleichgewicht bringt. Selbst wenn die Ursache des Stresses in unvermeidbaren Situationen liegt, ist es wichtig, sich zunächst einmal der Ursache bewusst zu werden.

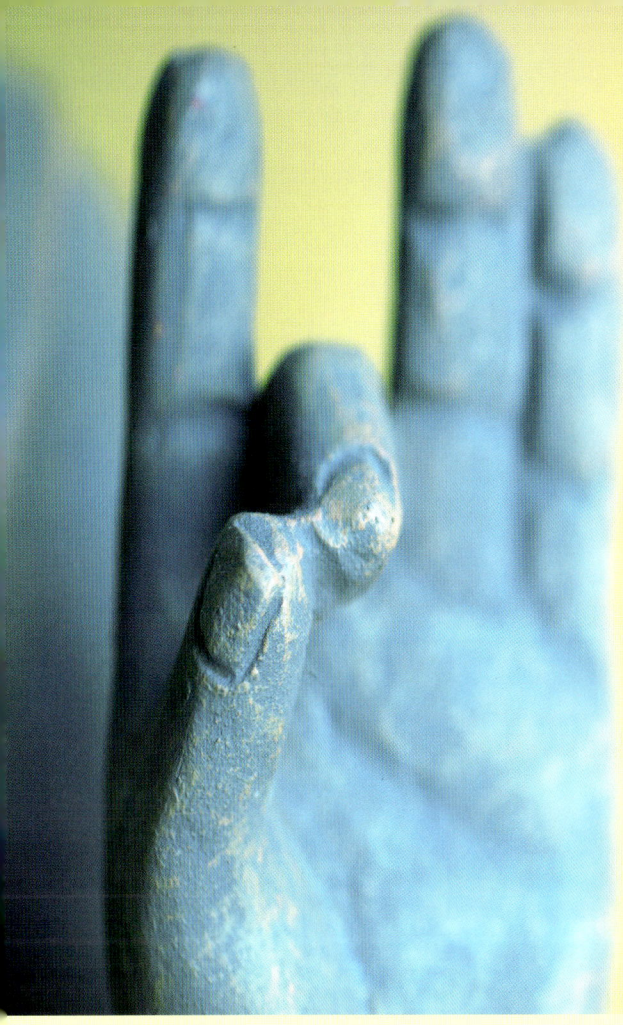

Hier zu sehen: die Shunya-Mudra

Fragen Sie sich:

1. Ist meine Reaktion emotional übertrieben?
2. Ist meine Reaktion eine Fluchtreaktion? Weil ich mich nicht den Tatsachen stellen will?

In beiden Fällen sind Sie im Stressmodus. Doch jetzt sind Sie der Beobachter Ihrer selbst, und das ändert einiges! Ab jetzt reagieren Sie reifer. Jetzt können Sie den Zeitpunkt erkennen, in dem die Emotion in Ihnen aufwallt. Das ist ein wichtiger Schritt, denn durch ihr Bewusstwerden tritt die Emotion, die Ihnen vorher Stress bereitete, in den Hintergrund und verliert an Intensität.

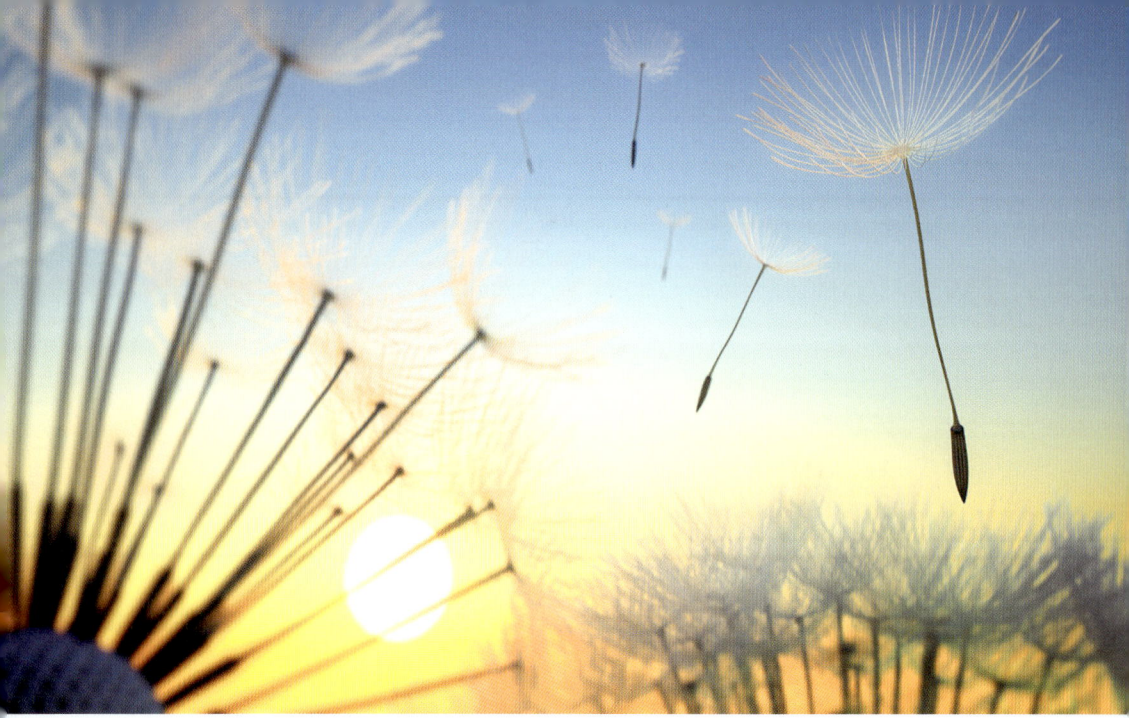

Entspannungsübung: Was tut mir gut?

Für diese Übung brauchen Sie etwa 10 Minuten, anfangs vielleicht etwas länger. Sie stärkt Ihre Wahrnehmung Ihres Körpers mit seinen inneren Bedürfnissen. Machen Sie es sich bequem, schließen Sie die Augen. Sie fühlen sich wohl, sicher und friedvoll. Versuchen Sie jetzt, Ihre Haut zu spüren. Wie fühlen sich die Kleider auf der Haut an? Spüren Sie sie ganz bewusst, werden Sie sich Ihrer Muskeln und Knochen bewusst. Beginnen Sie nun mit einer ganz einfachen Übung: Wandern Sie im Geist durch Ihren Körper und wenden Sie das Prinzip der Gegensätzlichkeit an: anspannen/loslassen, verspannt/locker, hart/weich.

So geht's: 1. Beginnen Sie bei den Füßen. Sie atmen langsam tief ein und spannen dabei die Zehen an. Nun atmen Sie langsam aus und entspannen Sie sie wieder. Massieren Sie in Ihrer Vorstellung die Zehenzwischenräume von oben nach unten, dann die Ferse. Lassen Sie auch die geringste Anspannung los. Jetzt fühlen Sie sich wohl und entspannt.

2. Wandern Sie weiter zur Wade. Atmen Sie tief ein und spannen Sie die Waden an. Beim Ausatmen lassen Sie die Anspannung los, immer mehr, bis sich Ihre Beine lang und länger anfühlen. Gehen Sie in Ihrer Vorstellung durch das Muskelgewebe und die Knochen. Nach und nach scheinen sich die Waden aufzulösen.

3. Atmen Sie wieder tief ein und erfühlen Sie die Konturen Ihrer Knie. Atmen Sie aus und lösen Sie alles Negative in diesem Bereich auf.

4. Als Nächstes konzentrieren Sie sich auf Ihre Gesäßbacken. Atmen Sie ein und pressen Sie diese fest zusammen. Dann wieder lockern.

5. Wandern Sie nun an Ihrem Unterkörper weiter entlang, atmen Sie ein, straffen Sie die Bauchdecke. Beim Ausatmen entspannen. Der Bauch fühlt sich weich an.

6. Jetzt wandern Sie weiter über die Milz auf der linken Seite hinter den Rippen zu den Nieren und zum Magen, dann weiter zu den Lungen. Atmen Sie tief ein und entspannen Sie wieder. Dann nehmen Sie Ihre Leber wahr, als wären Sie Ihre Leber, Ihre Gallenblase und Ihr Herz. Jetzt senken Sie Ihre Aufmerksamkeit ganz in Ihr Herz und geben Sie Ihrem Herzen Liebe. Atmen Sie tief ein und entspannen Sie wieder.

7. Jetzt entspannen Sie den Hals und die Kehle, alle Negativität in diesem Bereich löst sich auf. Das Gefühl der vollkommenen Ruhe wird stärker und breitet sich vom Körper auf das Gesicht aus. Ihr Gesicht fühlt sich jetzt weich an, Lippen und Kiefer entspannen. Der entspannende Energiestrom erreicht jetzt den Gaumen und steigt weiter in die Hypophyse und in die Zirbeldrüse (Epiphyse).

8. Sie atmen ein und aus und entspannen Ihre Augen, gehen dann gedanklich weiter zu den Ohren und dem Hinterkopf. Stellen Sie sich vor, wie sich alle Energiepunkte in Ihrem Körper öffnen und entfalten. Sie sehen, wie ein Strom reinigender Energie über Ihren Scheitel durch den Körper fließt und alles Negative, alle Spannungen und Ängste, Müdigkeit und Krankheit, wegschwemmt. Durch die Poren verlässt all dies jetzt Ihren Körper, bis Sie nur noch von Klarheit und Reinheit umgeben sind.

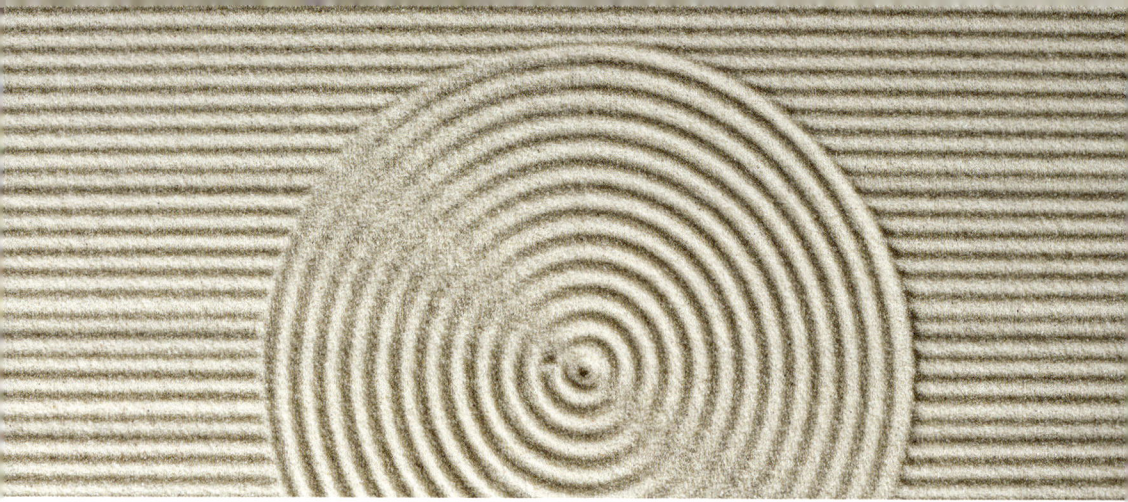

Hara: Quelle des Lebens

Eine weitere effektive Möglichkeit, Stress abzubauen, ist die Harmonisierung der Meridiane. Das gelingt mit Übungen aus dem japanischen Shiatsu. Die Basis dieser Übung ist das HARA, im Japanischen die „Quelle des Lebens". Das Zentrum des Hara befindet sich drei Fingerbreit (etwa 5 Zentimeter) unter dem Bauchnabel, es wird als Energiezentrum des Körpers angesehen. „Sich seiner selbst bewusst zu sein", „in seiner Mitte ruhen" bedeutet, aus dem Hara heraus zu handeln (nicht aus dem Kopf heraus.) Mit diesen Übungen beeinflussen Sie die Lebensenergie (das Qi). Sie öffnen nicht nur die Meridiane, sondern transportieren die Energie zu allen Organen, unterstützen Ihren Körper dabei, flexibel zu reagieren und gut mit Ihnen zusammenzuarbeiten. Für mich gehören diese Übungen mit zu meinen täglichen „Turnübungen" vor dem Schlafengehen, sie lassen den Körper in der Nacht besser regenerieren. Außerdem sind sie leicht durchzuführen und dauern nur rund 10 Minuten. Bei regelmäßiger täglicher Anwendung werden Sie bereits nach kurzer Zeit die belebende Wirkung in Ihrem Körper wahrnehmen.

6 Übungen zur Harmonisierung der Meridiane

Mit diesen sechs Übungen harmonisieren wir die zwölf Meridiane.
Bitte machen Sie alle Übungen der Reihe nach durch, jeden Tag ein Mal (am besten abends).

1. Lungen-Dickdarm-Meridian

So geht's: Stellen Sie sich aufrecht hin, Beine schulterbreit, Füße parallel. Die Arme sind hinter dem Rücken gestreckt. Jetzt die Hände falten, die Zeigefinger zusammenlegen und ausstrecken. Heben Sie die Arme so weit hoch, wie Sie können, die Zeigefinger zeigen gen Himmel, und beugen Sie sich gleichzeitig langsam nach vorne. Mit jedem Einatmen fühlen Sie die Dehnung, mit jedem Ausatmen richten Sie sich langsam wieder auf und wechseln die Daumenhaltung, das heißt, der linke Daumen liegt abwechselnd einmal über dem rechten und umgekehrt.

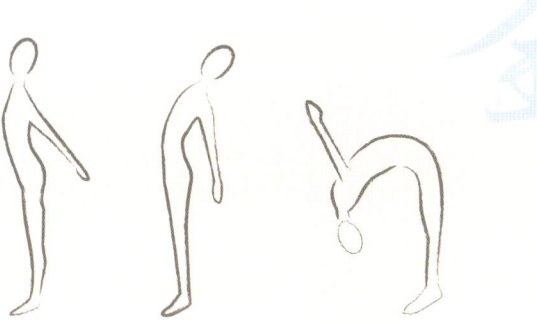

2. Milz-Magen-Meridian

So geht's: Sie sitzen im Fersensitz, verschränken die Finger. Legen Sie die Hände hinter dem Gesäß auf dem Boden ab, die Finger zeigen in Richtung Körper. Fortgeschrittene senken das Gesäß langsam auf die Fersen ab. Stützen Sie den Oberkörper auf die Ellenbogen, dann die Arme strecken und hinter dem Kopf ablegen. Ihre Handflächen zeigen nach oben und dehnen sich.

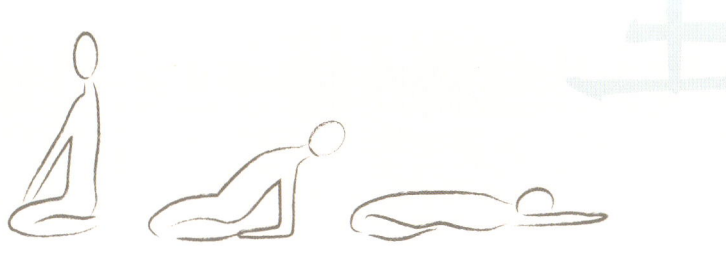

3. Herz-Dünndarm-Meridian

So geht's: Sie sitzen auf dem Boden, bringen Ihre Fußsohlen zusammen und die Füße so nah wie möglich an den Körper. Die Füße mit gefalteten Händen umfassen. Machen Sie eine Zugbewegung mit den Ellbogen nach außen und ziehen Sie Arme und Oberkörper in Richtung Boden. Die Dehnung in Armen und Schultern ist ausschlaggebend. Mit jedem Ausatmen sinkt nun der Oberkörper tiefer, Ihr Kopf hängt in Richtung Füße. Die Bewegung erfolgt aus dem Hara heraus. Die Knie sanft Richtung Boden drücken.

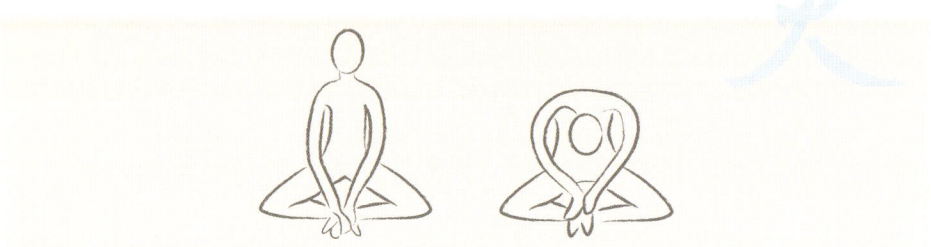

4. Nieren- und Blasen-Meridian

So geht's: Sie sitzen mit ausgestreckten Beinen am Boden, Ihre Zehen zeigen zur Decke. Finger ineinander verschränken und mit dem Einatmen die Arme über den Kopf führen, die Handflächen zeigen nach oben. Den Oberkörper beugen und mit dem Ausatmen nach vorne legen, bis der Kopf die Knie berührt. Strecken Sie nun die Arme nach vorne aus. Arme und Oberkörper nähern sich der Waagerechten, Nase und Stirn gehen Richtung Knie. Mit der Ausatmung lassen Sie sich immer weiter sinken. Ihre Aufmerksamkeit liegt wieder im Hara.

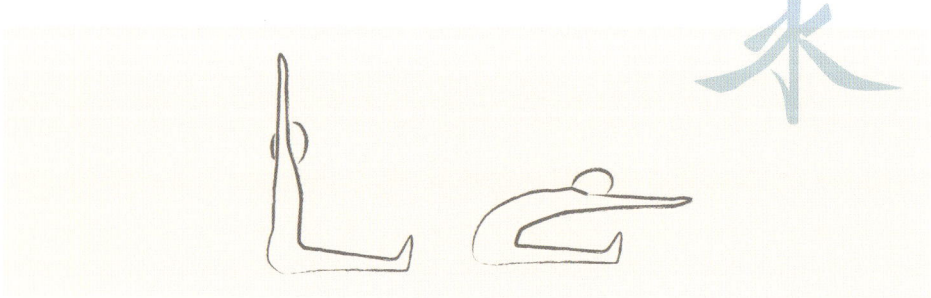

5. Herzkreislauf- und Dreifach-Erwärmer-Meridian

So geht's: Sie sitzen im Schneidersitz, kreuzen die Arme und umfassen Ihre Knie. Wenn das rechte (linke) Bein vorne ist, kreuzt der rechte (linke) Arm über den linken (rechten). Jetzt den Oberkörper mit der Ausatmung nach vorne sinken lassen, die Dehnung entsteht in Armen und Schulterblättern. Lassen Sie sich in Ihr Hara sinken. Beim zweiten Durchgang Arm- und Beinposition wechseln.

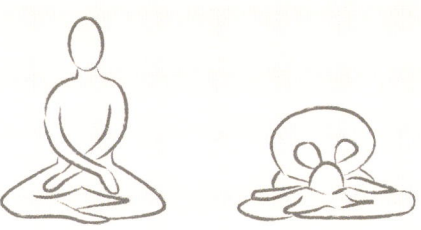

6. Leber- und Gallenblasen-Meridian

So geht's: Setzen Sie sich mit gestreckten und weit gespreizten Beinen auf den Boden und heben Sie die Hände mit gestreckten Armen über den Kopf. Ihre Handflächen zeigen nach innen oben. Dehnen Sie sich so weit es geht zum rechten Bein. Die Einatmung dehnt die linke Flanke, mit dem Ausatmen lassen Sie sich noch weiter zum rechten Bein sinken. Genießen Sie die Dehnung! Ihre Aufmerksamkeit bleibt im Hara. Richten Sie sich mit gestreckten Armen langsam wieder auf und lassen Sie den Oberkörper langsam zur linken Seite sinken. Mit jedem Ausatmen noch ein Stück tiefer in die Dehnung gehen. Aufrichten und zum Schluss nach vorne dehnen, die Arme in Richtung Mitte zwischen die gegrätschten Beine strecken und mit dem Atem ins Hara sinken.

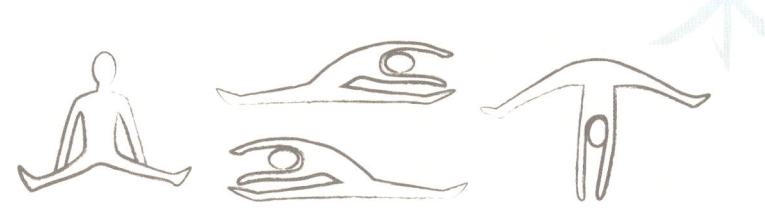

Befreiung von negativen Energien

Die Technik, die ich jetzt beschreibe, ist sehr wichtig und sollte häufig angewandt werden. Sie dient zur Befreiung von negativen Energien. Die Ausscheidung ist, wie Sie wissen, für unser Leben eine ebenso wichtige Funktion wie die Nahrungsaufnahme.

Unser physischer Körper setzt sich zusammen aus Nahrungsbestandteilen, Wasser und dem, was wir aus der Luft herausziehen. Also Energien, die wir aus unserer physischen Umgebung entnehmen. Aber ähnlich, wie manche Nahrungsmittel oder Substanzen für unseren Körper giftig sein können, gibt es auch Energien, die für uns schädlich sind. Deshalb wird es heute immer wichtiger, dass wir Fähigkeiten entwickeln und einsetzen, die unser System wieder reinigen.

Übung: Schlechte Energien abfließen lassen

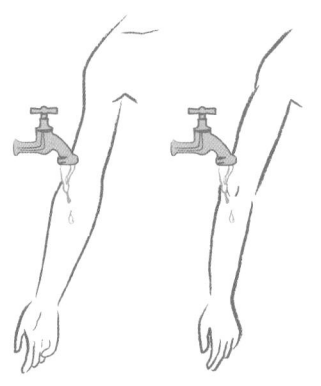

Drehen Sie den Wasserhahn auf. Lenken Sie Ihre Aufmerksamkeit auf den Fluss des fließenden Wassers. Lassen Sie das Wasser auf der Innenseite Ihres Arms von oberhalb der Ellenbeuge herablaufen. Ihre Aufmerksamkeit ist auf Ihre Handlung gerichtet. Lassen Sie jetzt die negativen Energien aus Ihrem Unterarm in das fließende Wasser hinausströmen. Ungefähr eine halbe Minute lang. Dann wiederholen Sie dieselbe Übung mit der Außenseite Ihres Unterarms. Je mehr Sie sich in den Fluss des herabfließenden Wassers einfühlen können, desto mehr negative Energien können Sie loswerden. Machen Sie die Übung jetzt auch mit den beiden Seiten Ihres anderen Arms.

TIPP: Durch Wasser wird die ausleitende Wirkung verstärkt. Versuchen Sie, diese Übung in Ihren täglichen Ablauf zu integrieren. Für die meisten Heilberufler, Heilpraktiker und Ärzte ist es selbstverständlich, sich nach einer Massage oder Heilbehandlung die Hände/Arme zu waschen. Ebenso ratsam ist es, sich nach der Arbeit am Computer, vor dem Meditieren oder Akupressieren im Gesicht, vor dem Zubettgehen die Hände zu waschen. Je besser Sie lernen, negative Energien an das Wasser abzugeben, desto einfacher können Sie diese Technik auch überall beim Baden im Meer oder in einem Wasserfall oder Fluss anwenden.

Affirmationen, die Sie dabei verwenden können: „Ich bin jetzt kerngesund", „Ich bin schön und faltenfrei", „Ich verjünge mich von innen nach außen", „Das ist deine Zellerneuerung, Körper!", „Ich habe immer mehr Erfolg", „Die Entzündung meiner Haut ist geheilt", „Ich atme jetzt alle Abfallstoffe meines Körpers aus, und mein ganzer Körper ist sauber", „Ich bin von innen nach außen verjüngt!"

Wasser: Quelle der Energie

Unser Körper besteht zu etwa 75 Prozent aus Wasser und zu 25 Prozent aus festen Stoffen. Das Gehirn soll sogar zu 85 Prozent aus Wasser bestehen, und es reagiert äußerst empfindlich auf Wassermangel, nämlich mit Kopfschmerzen und Migräne. Histamin wird freigesetzt, wenn dem Gehirn Wassermangel droht. Wissenschaftliche Untersuchungen zeigen, dass Wasser nicht nur Lösungs- und Transportmittel ist, sondern weitere wichtige Eigenschaften besitzt: Wasser hat eine wichtige Funktion für alle Bereiche des Körperstoffwechsels, in denen für chemische Reaktionen Wasser benötigt wird (Hydrolyse).

An der Zellmembran erzeugt der osmotische Fluss des Wassers eine Spannung, die umgewandelt und in Energiedepots gespeichert wird. Diese Energie braucht der Körper für die Botenstoffe im Nervensystem, vor allem im Gehirn. Alle Abläufe im Körper werden durch das Wasser kontrolliert und überhaupt erst ermöglicht, deshalb müssen wir auf eine ausreichende Versorgung mit Wasser achten. Die gezielte Verteilung von Wasser im ganzen Körper ist der einzige Weg, um sicherzustellen,

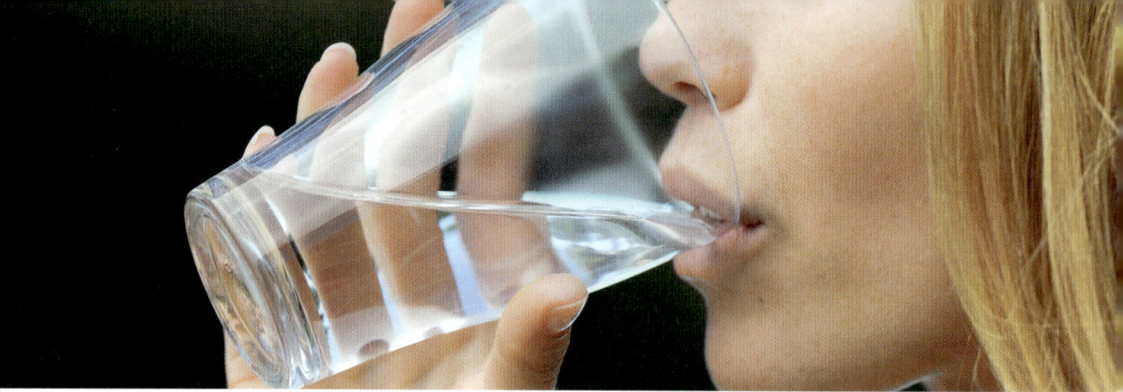

dass auch die transportierenden Substanzen, Hormone, chemische Botenstoffe und Nährstoffe, die lebenswichtigen Organe erreichen.

Reines Wasser, gesunde Haut

Als Schutzschild des Körperinneren ist die Haut der Umgebung ausgesetzt und verliert durch Oberflächenverdunstung, Hautatmung und Schwitzen ständig Wasser. Damit die Haut gesund bleibt, braucht sie ständig Wassernachschub. Wenn sie den nicht bekommt, können viele Hautzellen nicht mehr repariert werden und trocknen aus. Sonne und Wind verstärken den Wasserverlust noch weiter. Das sind einige Gründe der frühen Hautalterung und Faltenbildung. Durch häufiges Trinken können wir unseren Körper unterstützen und ihm seine Aufgaben erleichtern.

Der Körper zeigt seinen Wassermangel ganz individuell an durch Ihre Empfindungen: Müdigkeit, Hitzegefühle, Reizbarkeit, Angstgefühle, Mutlosigkeit, depressive Verstimmungen. Wenn Sie darauf nicht reagieren, dann zeigt Ihnen der Körper das über die Schmerzen: Kreuzschmerzen entstehen durch Muskelspasmen und eine Degeneration der Bandscheiben, das belastet die Sehnen und Bänder in der Wirbelsäule zusätzlich. Beide Symptome resultieren aus chronischer Dehydration. Wird der Körper Stress ausgesetzt, reagiert er darauf mit Wasserverlust! Und auf Wassermangel reagiert er wieder mit Stress. Der Körper wird sofort auf den Kampfmodus vorbereitet. Dann kommen die Hormone der Dehydration ins Spiel. Die Hypophyse produziert dieselben Hormone (Vasopressin, Endorphine, Prolaktin, Cortison RF, Renin-Angiotensin) wie bei jeder Art von Verletzung im Körper oder bei emotionalem Stress.

Wasser trinken, aber richtig!

Wie viel Wasser Sie täglich trinken sollten, das hängt von Ihrem Körpergewicht, Ihrer Größe und Ernährung ab. Eine Faustregel lautet: Trinken Sie täglich gut 30 ml Wasser pro Kilogramm Körpergewicht. Bei einem Körpergewicht von 60 Kilogramm wären das 1,8 Liter Wasser. Trinken Sie diese Menge möglichst über den Tag verteilt, in Viertelliter-Portionen. Und trinken Sie vor dem Essen immer ein Glas Wasser. Dann erst wieder zweieinhalb Stunden nach dem Essen.

Auch ein Indikator: Wenn Ihr Urin eine sonnengelbe klare Farbe hat, heißt das, dass Sie genug getrunken haben. Wenn der Urin trüb und dunkler ist und einen strengen Geruch hat, deutet das auf eine zu hohe Konzentration „harnpflichtiger" Substanzen (Stoffe, die unbedingt mit dem Urin ausgeschieden werden müssen) hin.

7 gute Gründe, Wasser zu trinken

Ohne Wasser kein Leben. Hier nur einige Argumente für das Wassertrinken, die uns im Rahmen dieses Buchs interessieren:

– Wasser macht die Haut glatter und vermindert die Auswirkungen des Alters.
– Wasser verhütet Schäden an der DNA.
– Wasser hält als Bindemittel die Zellstrukturen zusammen.
– Mithilfe von Wasser lassen sich Angst, Stress und Depressionen vermindern.
– Durch Wassermangel kommt es zu Ablagerungen von Giftstoffen im Gewebe, in den Gelenken, in den Nieren und in der Leber, im Gehirn und in der Haut.
– Wasser liefert die Kraft und die elektrische Energie für alle Gehirnfunktionen, insbesondere für das Denken.
– Wasser sammelt Abfallstoffe aus verschiedenen Körperteilen und transportiert sie zu Leber und Nieren, damit sie ausgeschieden werden können.

Meine persönlichen Schönheitsrezepte

Ich werde oft gefragt, was ich für mein Aussehen tue. Rhythmus und Ordnung sind für mich wichtig, trotzdem mache ich Dinge auch mal auf andere Weise, das hängt davon ab, was mein Körper gerade möchte und was ich austeste.

Mein Tag fängt morgens im Bett mit einem Tagesüberblick an. Dann folgt die Expand-Out-Übung (s. Seite 113). Anschließend mache ich fünf verjüngende Hormon-Übungen. Ich trinke morgens ein Glas warmes Wasser mit Zitrone und dann nehme ich meine Darm-Symbionten. Anschließend gehe ich 30 bis 45 Minuten schwimmen, jeden Morgen, von Mai bis November (auf Mallorca möglich!). Während ich schwimme, arbeite ich in meiner Imaginationsfabrik, nehme mentale Übungen durch, u. a. Dankbarkeit. Danach gehe ich zur Arbeit.

Ich akupressiere mein Gesicht heute ein Mal im Monat. Gesichtsgymnastik oder die Gesichtsmassage mache ich jeden Tag, mindestens 10 Minuten lang. Dafür brauche auch ich Disziplin und Durchhaltevermögen.

Ich habe für mich Nahrungssupplemente ausgetestet, die organisch und gut bioverfügbar sind, aber oft variieren, wie z. B. ein Multivitamin-Mix-Präparat (Superfood); und nach längerer Suche habe ich auch ein wunderbares zellverjüngendes und hochkonzentriertes, zu 98 Prozent reines immunstabilisierendes Astragalus-Produkt gefunden. Im Wechsel nehme ich eine Blaualge, die meine körpereigenen Stammzellen aktiviert, ein Omega-3 mit Astaxanthin (Rotalge) und das, was mein Körper gerade verlangt (kinesiologischer Muskeltest). Zwei Mal im Jahr mache ich eine Ausleitung über die Entgiftungsorgane: Leber, Niere Lymphe und schwöre auf eine Lymphtee-Mischung zur Steigerung und Unterstützung (bekommt man in jeder Apotheke). Dazu teste ich ein Leber- und/oder Nierenmittel aus. Während der Ausleitung nehme ich zusätzlich Selen, trinke nur Wildkräutertee und Smoothies. Und bürste meinen Körper trocken!

Muskeltraining mache ich drei Mal die Woche 30 Minuten zum Aufbau meines Stützapparats. Den Hormonspiegel reguliere ich durch natürliche Hormonsubstitution zur Wiederherstellung der körperlichen Balance – wenn nötig, mit den entsprechenden Körperübungen und der Akupunktur.

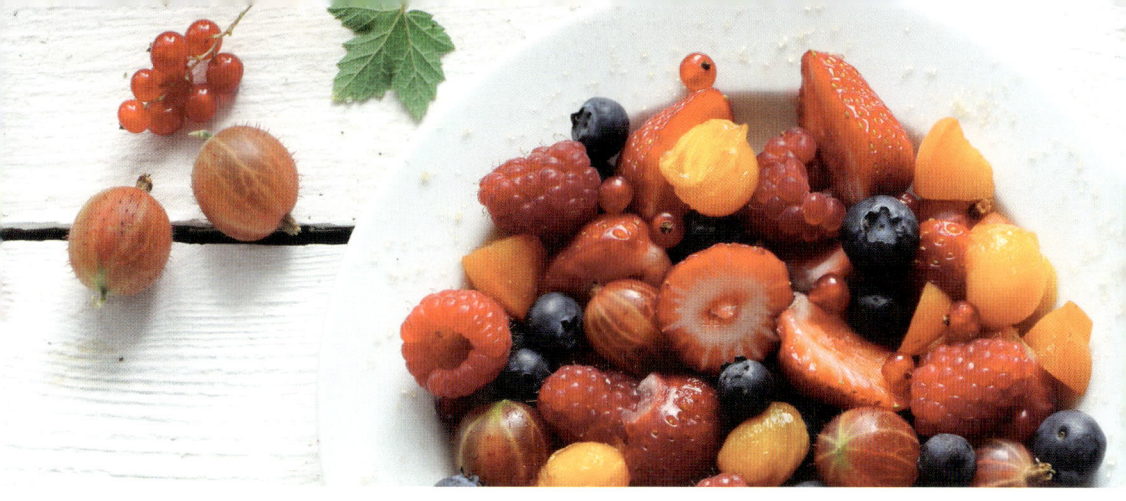

Für meinen Körper benutze ich eine Mischung aus kaltgepresstem Olivenöl (externe Nutzung) und Aroma-Ölen, die ich mir selbst zusammenstelle, das verbessert die Fähigkeit der Haut, Wasser zu speichern und fördert so ihre Spannkraft.

Ich verzichte beim Waschen auf heißes Wasser. Die Hitze verursacht einen Anstieg der chemischen Reaktionen mit dem Chlor im Leitungswasser. Ich tupfe meine Haut trocken, statt sie mit einem Handtuch abzureiben. Ich bevorzuge kalte Bäder oder dusche nach einem heißen Bad kalt ab. Das mussten wir als Kinder schon tun. „Das härtet ab und erhöht die Widerstandskraft des Körpers", sagte meine Großmutter. Ich versuche auf dem Rücken zu schlafen, um die Auswirkungen der Schwerkraft auf meine Gesichtshaut zu reduzieren, damit vermeide ich geschwollene Hautpartien am Morgen. Wenn ich doch mal geschwollene Augen habe, lege ich mir mit Meersalz getränkte Pads aus dem Tiefkühlfach unter die Augen. Oder ich mache eine Eiswürfelwaschung im Gesicht.

Meine Lebensmittel sind so frisch und so organisch wie möglich. Ich verarbeite alles – von den Stängeln über die Blätter in Smoothies. Ich esse viele Beeren und die ganze Frucht, wie Erdnüsse mit der dünnen Schale oder Äpfel mit den Kernen, dadurch nehme ich mehr Eiweiße (oder Proteine von Leguminosen) zu mir. Ich esse eine warme Mahlzeit am Tag, meist gegen Abend. Generell esse ich nur, wenn ich Hunger habe.

Ich meditiere mindestens 40-60 Minuten täglich. Manchmal mit einer Tiefenentspannungs-Technik (Pure Relaxation Hypnotik). So können sich mein Körper und meine Lebensenergie regenerieren. Denn mein Verstand beeinflusst meinen Körper und nicht umgekehrt.

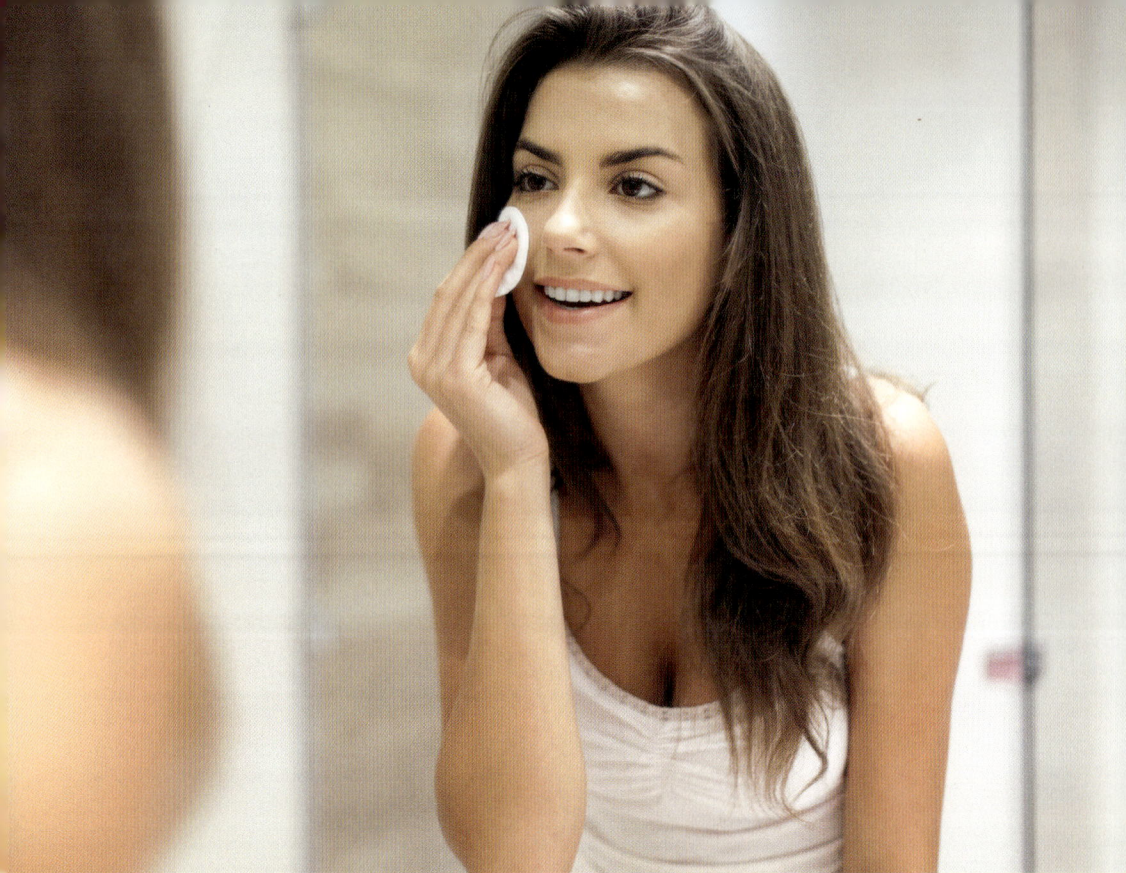

5 Schönheits-Tipps aus dem Model-Alltag

1. Jeden Morgen und jeden Abend: die Gesichtshaut reinigen

Morgens werden Ausscheidungsprodukte der Nacht entfernt, abends der Schmutz vom Tag.

2. Kur-Serum oder Ampullen mit den Fingerspitzen einklopfen,

damit die Wirkstoffe besser eindringen. Maske hauttypgerecht auswählen. Eine Augenmaske wirkt sehr erfrischend, mindestens ein Mal die Woche anwenden.

3. Zwischendurch immer wieder mal daran denken, bewusst zu atmen:

durch die Nase ein- und länger durch den Mund ausatmen. Das transportiert Sauerstoff ins Blut und lässt die Haut rosig erscheinen.

damit sich keine Falten ins Gesicht eingraben. Dieses feste Kissen in ergonomischer Form unterstützt die Haltung des Kopfs und stabilisiert die Halswirbelsäule (kann man online bestellen oder in einem Fachgeschäft für medizinisches Zubehör bzw. im Sanitätsfachhandel kaufen).

5. Gesichtscreme mit den besten Inhaltsstoffen verwenden.
Die Creme sollte zu 100 Prozent aus natürlichen Inhaltsstoffen bestehen, wirksam sind zum Beispiel:

- **AHA-Fruchtsäure** (nur im Winter) reinigt und klärt das Hautbild und unterstützt den Reparaturmechanismus der Haut.
- **Avocadoöl** glättet die Haut.
- **Allantoin** (hergestellt aus Harnsäure) pflegt, schützt und unterstützt die Regeneration.
- **Babassuöl** schützt die Haut vor dem Austrocknen.
- **Grüner Tee** regt die Blutzirkulation der Haut an und ist antioxidativ.
- **Schwarzkümmelöl** ist bekannt für seine heilenden und pflegenden Wirkstoffe.
- **Shea-Butter** enthält Vitamine und Glycerin und wirkt glättend.
- **Traubenkernöl** pflegt mit seinem hohen Anteil an essenziellen Fettsäuren.
- **Rosenöl** aus der Wildrose u. a. unterstützt den hauteigenen Erneuerungs-prozess und sorgt für eine geschmeidige, weiche Haut.
- **Arganöl** enthält 20 Prozent gesättigte Fettsäuren und 80 Prozent ungesättigte Fettsäuren, ist antioxidativ und schützt die Haut.
- **Granatapfelcreme** ist eine straffende Nachtpflege mit antioxidativ wirksamem Bio-Granatapfelsamenöl. Mindert Falten und strafft, aktiviert die Zellerneue-rung, verbessert die Elastizität und Spannkraft der Haut.

Nachwort

Was für Erkenntnisse können Sie aus diesem Buch ziehen?

Es liegt nun an Ihnen, was Sie aus allen diesen Informationen machen.

Praktizieren Sie und schauen Sie einfach, was passiert!

Wenn Sie Ihr Herz mit einbeziehen, dann sind Sie in Kontakt mit Ihrer Seele, sind authentisch und werden Erfolg haben.

Schönheit muss man mit dem Gefühl verbinden.

Wer sich schön fühlt, ist auch schön.

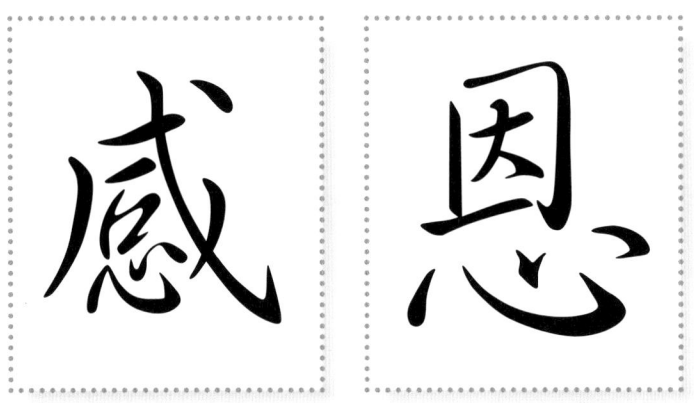

Mit Dankbarkeit, Freude und Leichtigkeit

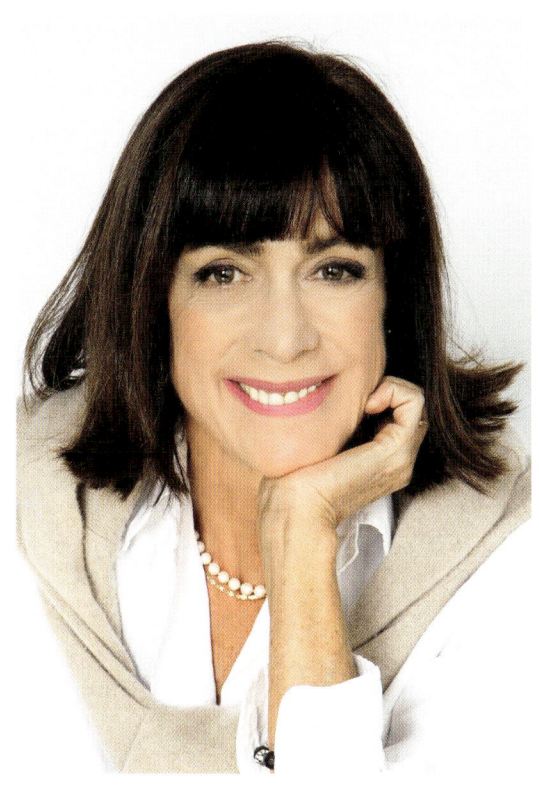

Gabriela Biasini, Heilpraktikerin und Trainerin

Alle Übungen, die Sie im Buch finden, können Sie auch in meinen Workshops erlernen: Anmeldungen zum Beauty-Workshop per E-Mail: gabrielabiasini@gmx.net oder telefonisch: 0049-(0)171-93 66 933.

Weitere Informationen finden Sie auf meiner Beauty-Website: www.beautyohnescalpel.com
Nähere Auskünfte über Bezugsquellen erhalten Sie von mir per E-Mail: gabrielabiasini@gmx.net

Glossar

ACTH: Adrenokortikotropes Hormon, das die Nebennierenrindenfunktion reguliert.

Adrenalin: Gehört zu der Gruppe der Katecholaminen („Stresshormon"), Neuro-transmitter.

Akupunktur: Kommt vom Lateinischen *acus* = Nadel, *punctio* = das Stechen, chinesisch 針砭, *Pinyin zhen bian,* ist ein Teilgebiet der Traditionellen Chinesischen Medizin (TCM). Sie basiert auf der Lebensenergie des Körpers (Qi), die in definierten Leitbahnen beziehungsweise Meridianen zirkuliert und einen steuernden Einfluss auf alle Körperfunktionen hat. Ein gestörter Energiefluss wird für Erkrankungen verantwortlich gemacht. Durch Stiche in auf den Meridianen liegende Akupunktur-punkte soll die Störung des Qi-Flusses behoben werden.

Alterungsprozess: Hängt eng mit den Telomeren zusammen und wird durch „oxida-tiven Stress", u. a. durch freie Radikale, in Gang gesetzt.

Allumfassende Substanz: Unsichtbare Kraft/Feld-Kraft, aus der alles im Universum besteht, auch wir.

Antioxidativ, Antioxidantien: Auch Oxidationshemmer werden in Lebensmitteln, in Arzneimitteln und in Kunststoffen eingesetzt, um die Oxidation empfindlicher Moleküle zu verhindern, also die Reaktion mit dem Luftsauerstoff oder anderen oxi-dierenden Chemikalien. Viele Nahrungsmittel (Obst, Gemüse) enthalten natürliche Antioxidantien, was sie als „Radikalfänger" so wertvoll macht und sehr gut gegen oxidativen Stress wirken lässt.

Antimikrobiell: Eine antimikrobielle Substanz ist ein Biozid, das die Vermehrungs-fähigkeit oder Infektiosität von Mikroorganismen reduziert oder sie abtötet bzw. inaktiviert.

Antikarzinom: Manche Lebensmittel haben das Potenzial, Krebszellen in ihrer Ent-wicklung zu schwächen oder aber den Körper so zu stärken, dass er selbst mit den entarteten Zellen fertigwird. Wer diese Lebensmittel regelmäßig in seinen Speise-plan einbaut, kann sein Risiko für Krebs und für viele andere Krankheiten senken.

Astaxanthin: Ist mehr als ein Antioxidans – es hat unter anderem eine entzün-dungshemmende und die Abwehr stärkende Wirkung, es steuert Verdauungsbeschwerden entgegen, fördert die Ausdauer und die Muskelerholung und hilft bei rascher Ermüdbarkeit der Augen (Asthenopie), und ist 100 Mal wirksamer als Vitamin E, um nur einige Vorzüge zu nennen.

Bioverfügbarkeit: Die Bioverfügbarkeit ist eine pharmakologische Messgröße für den Anteil eines Wirkstoffs, der unverändert im systemischen Kreislauf zur Verfügung steht. Sie gibt an, wie schnell und in welchem Umfang der Stoff aufgenommen wird und am Wirkort zur Verfügung steht.

Bouncing: Auf der Stelle hüpfen, ohne die Füße vom Boden zu heben, aktiviert die Lymphe.

Chromosom: Die Chromosomen werden in Einheiten unterteilt, die sogenannten Basen. Ein Chromosom hat eine Länge von 100 Millionen Basen. Ein Telomer ist ungefähr 15000 Basen lang – zumindest am Anfang, kurz nach unserer Zeugung. Sind wir bei 5000 Länge-Basen angelangt, sind unsere Zellen nicht mehr funktionstüchtig, dann sterben wir an Altersschwäche. Dieser Prozess ist nach Prof. Andrews der Taktgeber des Alterungsprozesses.

Dopamin: Hydroxytyramin, Prolactin-Inhibiting Hormone, PIH, gehört zur Gruppe der Katecholamine und ist ein Neurotransmitter („Wohlfühlhormon"), wirkt antriebs- und motivationssteigernd.

Diosgenin: Ist ein steroides Sapogenin und kommt natürlich in der Yamswurzel vor.

Epigenetik: Spezialgebiet der Biologie. Befasst sich mit vererbbaren Zelleigenschaften, die nicht auf Veränderungen der DNA-Sequenzen beruhen. Siehe Seite 138, Dr. Bruce Lipton, *Intelligente Zellen*.

Einlauf: Einläufe kann man mit einem Mini-Klistier, einem sog. Irrigator, einem Darmrohr oder ganz professionell in Form einer Colon-Hydro-Therapie (CHT) von einem entsprechend ausgebildeten Therapeuten durchführen lassen.

Eigenhandmethode: Gesichtsmassage nach der Heilpraktikerin und Kosmetikerin Christa Stenger, Telefonnummer auf Anfrage bei mir, s. Seite 133.

Endorphine: Werden im Hypothalamus produziert. Das Endorphin-System wird in Notfallsituationen aktiviert, das ist auch der Grund, warum manche Menschen in Notfallsituationen keine Schmerzen verspüren. Andererseits werden die Endorphine auch in positiven Situationen ausgeschüttet („Glückshormone").

Feld: Wir leben in einem elektrostatischen Gleichfeld, das verschiedenen Schwankungen unterliegt: Diese Schwankungen und Schwingungen werden durch die Sonnenaktivität, durch die Spherix, die Schumann-Resonanz (7,83 Hz) und durch künstliche Einflüsse (HAARP etc.) verursacht.

Ferronato, Natale (*1925): Der Naturarzt fand anhand anatomischer Studien heraus, dass bestimmte Bereiche des Gesichts bestimmten Körperbereichen zuzuordnen sind, er gilt als „Vater der Pathophysiognomik".

Formatio reticularis: Neuronennetzwerk, Schaltstelle im Hirnstamm.

Glaubenssätze: Verinnerlichte Interpretationen und Verallgemeinerungen aus früheren Erfahrungen sowie individuelle Theorien, warum etwas so und nicht anders ist. Sie beeinflussen, was wir denken und wahrnehmen.

Hara: Ist ein wichtiger Energiepunkt und befindet sich 5 cm unter ihrem Bauchnabel, dem Hara (jap.). Ihr Bauch reicht vom Hara über den Solarplexus (= vom Brustbein/Sternum) nach unten, es ist die erste weiche Stelle am Zwerchfellmuskel nach hinten zur Wirbelsäule.

Masaru, Emoto (22.7.1943 – 17.10.2014) war ein japanischer Parawissenschaftler und Alternativmediziner. Er war Präsident der 1986 in Tokio von ihm gegründeten International Hado Membership (IHM), der Office Masaru Emoto, LLC und der Emoto Peace Project Foundation sowie Vorsitzender des IHM General Research Institute. Emoto beschäftigte sich seit Anfang der 1990er-Jahre mit Wasser. Er vertrat die Auffassung, Wasser könne die Einflüsse von Gedanken und Gefühlen aufnehmen und speichern („Wassergedächtnis").

Empathie: Die Gefühle und Sorgen anderer verstehen und sich in sie hineinversetzen können, abweichende Ansichten anderer anerkennen.

Meridiane: Energieleitbahnen in unserem Körper, welche die Vitalenergie aus den Energiezentren (Chakren) in unserem Körper verteilen. Gleichzeitig dienen sie aber auch der Informationsübertragung innerhalb unseres Systems.

Mitochondrien: Kraftwerke unserer Zellen, in denen die Energiegewinnung stattfindet.

Nebenniere: (lateinisch *Glandula adrenalis* oder *Glandula suprarenalis*) ist eine paarige Hormondrüse der Säugetiere, Vögel, Reptilien und Amphibien.

Omega-3, Omega-6 (Fettsäuren): Sowohl Omega-3- als auch Omega-6-Fettsäuren sind wichtige Komponenten der Zellmembranen und Vorläufer vieler anderer Substanzen im Körper, die zum Beispiel für die Regulierung des Blutdrucks oder für die Entzündungsreaktionen zuständig sind. Der menschliche Organismus ist in der Lage, alle benötigten Fettsäuren selbst zu bilden, mit Ausnahme der folgenden zwei Fettsäuren: Alpha-Linolensäure (ALA), eine Omega-3-Fettsäure, und Linolsäure (LA), eine Omega-6-Fettsäure. Beide müssen mit der Nahrung aufgenommen werden und werden deshalb als „essenzielle Fettsäuren" bezeichnet. Die beiden Fettsäuren werden für Wachstum und Gewebereparatur benötigt, können aber auch zur Synthese anderer Fettsäuren (zum Beispiel Arachidonsäure (AA) aus LA) verwendet werden.

Qi/Chi: „Was Leben ermöglicht." Qi ist die Grundlage der Akupunktur. Es ist die Lebensenergie, die Substanz, aus der das Universum besteht und die alles durchdringt– auch uns.

STH: Somatropes Hormon = Wachstumshormon.

Serotonin: 5-Hydroxytryptamin, 5-HT, Enteramin = ein biogenes Amin, das als Neurotransmitter im peripheren und zentralen Nervensystem vorkommt („Glückshormon").

Selbstwahrnehmung: Sich selbst beobachten und die eigenen Gefühle erkennen, ein Vokabular der Gefühle entwickeln und den Zusammenhang zwischen Gedanken, Gefühlen und Reaktionen erkennen.

Selbstakzeptanz: Stolz sein und sich in einem positivem Licht sehen, seine Stärken und Schwächen anerkennen und über sich selbst lachen können.

Selbstsicherheit: Seine Anliegen und Gefühle ohne Zorn oder Passivität äußern.

Stimmfrequenzanalyse: Auf Tonaufnahmen der Stimme basierendes Verfahren zur Austestung des Körperzustands (u. a. der Nährstoffversorgung) eines Menschen über die in Diagramme umgewandelten Stimmfrequenzen.

Stoffwechselkur: Eine Kur mit der Kraft der Hormone, ohne den gefürchteten Jo-Jo-Effekt und die Gefahr einer faltigen, schlaffen Haut, aber mit einer sanften Umstellung der Stoffwechselfunktion (weitere Informationen auf E-Mail-Anfrage).

Thalamus: Bildet den größten Teil des Zwischenhirns. Wird auch „Tor des Bewusstseins" genannt, filtert hereinkommende Informationen nach ihrer Bedeutung für den Organismus.

Thymusdrüse: Primäres lymphatisches Organ des oberen Mittelfellraums und des Immunsystems.

Meine Buchempfehlungen

Handbuch Anti-Aging und Prävention von Simone Homm und Rüdiger Schmitt-Homm, VAK Verlag, Kirchzarten 2014.

The New Psycho-Cybernetics von Dr. Maxwell Maltz, Creative Print Design, EBBW VALE, Wales, 2002.

Intelligente Zellen von Dr. Bruce Lipton, Koha Verlag, Burgrain 2006.

Neue Gedanken, neues Gehirn von Sharon Begley, Verlag Goldmann ARKANA, München 2009.

Virus of the Mind von Richard Brodie, Verlag Hay House.

The Power of Positive Thinking von Norman Vincent Peale, Vermilion, London, 1990.

Die Ebenen des Bewusstseins, von der Kraft, die wir ausstrahlen von David R. Hawking, VAK Verlag, Kirchzarten.

Natürliches Progesteron, der alternative Weg bei PMS und Hormonproblemen von Anna Rushton u. Shirley A. Bond, Goldmann Verlag, München 2006.

Wasser, die gesunde Lösung von Dr. med. F. Batmanghelidj, VAK Verlag, Kirchzarten 2014.

Moderne Praxis bewährter Regulationstherapien von Oliver Ploss, Haug Verlag, Stuttgart 2012.

Le meilleur médicament, c'est vous! von Dr. Frédéric Saldmann, Verlag Albin Michel, Paris 2013.

Tor zu inneren Welten von Samuel Sagan, Bauer Verlag, Freiburg 1998.

Gewaltfreie Kommunikation von Marshall Rosenberg, Junfermann, Paderborn 2012.

Der Glücksschalter von Neil Slade, Rowohlt Verlag, Reinbek 2006.

Emotionale Intelligenz von Daniel Goleman, dtv Verlag, München 1997.

Emotionale Kompetenz, Gehirnforschung und Lebenskunst von Wolfgang Seidel, Spektrum Verlag, Heidelberg 1999.

Gefühle lesen von Prof. Paul Ekman, Spektrum Verlag, Heidelberg 2010.

Mitochondrientherapie – die Alternative von Dr. med. Bodo Kuklinski und Dr. Anja Schemionek, Aurum Verlag, Bielefeld 2014.

Die Fünf „Tibeter" von Peter Kelder, Integral Verlag, München 1999.

Orthomolekulare Medizin von Uwe Gröber, Wissenschaftliche Verlagsgesellschaft, Stuttgart 2002.

Bezugsquellen für Nahrungsergänzung

AFA-Algenkonzentrat: Aktiviert körpereigene Stammzellen, fördert die Reparatur-mechanismen und Heilungsprozesse des Körpers.
Zu bestellen: www.biasini.stemtechbiz.com

Amazonas-Darmreinigung: Seite 49, zu bestellen: http://www.regenbogenkreis.de/shop/regenwaldkraeuter/amazonas-darmreinigung-500g.html

Basenpulver: Nach Heilpraktikerin Gabriela Heydrich-Biasini (500 g) zu bestellen bei Husarenapotheke, Illingen, Tel.: 0049-(0)6825-404790.

Hyaluron-Softgel-Kapseln (weiterführende Informationen können per E-Mail bei mir erfragt werden!)

Nahrungsergänzung zur Zellregeneration, Supplements von Life Extension Europa: www.lifeextensioneurope.de
Bitte geben Sie den Coupon-Code 12219285 an. Bei der Bestellung per Internet bitte bei der Bezahlung rechts unten den Coupon-Code eintragen und dann auf Coupon anwenden klicken. Bei Bestellung per Telefon (0800-120150-5) bitte nach einem Fachberater fragen und den Coupon-Code angeben.

Supplemente von Life Extension Europa:

Astragalus-Extrakt

Astaxanthin-Asc2P

Ascorbyl Palmitate 500 mg (100 veg. Kaps), Bestellnummer 01533

Acetyl L-Carnitin Arginat (620 mg), Bestellnummer 01525

Alpha-Liponsäure, hochwertig (Super R-Liponsäure, 300 mg) 60 Kaps, Bestellnummer 01208

Biotin 600 mcg (100 Kaps), Bestellnummer 00102

B12 (1 mg Methylcolabamin), Bestellnummer 01536

Coenzyme Q10 Super Ubiquinol (100 ml), Bestellnummer 01426

Magnesiumcitrat 500 mg, Bestellnummer 01682

Vitamin D 5000 IE, Bestellnummer 01713

Vitamin Super K mit erweiterten K2 Komplex, Bestellnummer 01724

Mitochondrial Energy Optimizer, Bestellnummer 01768

Vitamin E, natürlich (400 IE), Bestellnummer 01763

L-Carnosin 500 mg, (90 Kaps), Bestellnummer 01687

Resveratrol optimized 250 mg (60 Kaps), Bestellnummer 01430

DMAE Bitartrate 150 mg (200 veg. Kaps), Bestellnummer 01540

Omega-3-Fettsäuren (mit magensaftresistentem Überzug) Super Omega-3, (120 veg. Kaps), Bestellnummer 01484

2-Per-Day Basisprodukt (120 veg. Kaps)

Life Extension Mix Basisprodukt, Tab., Pulver, Kaps

Super absorbable Soy Isophlavones (60 Kaps) gentechnikfrei, Bestellnummer 01649

Vitamin C mit Dihydroquerzetin 1000 mg, (250 veg. Tab.), Bestellnummer 00927

Auflösung der Sternchen-Verweise:

Telomerase: Inhibition of human telomerase in immortal human cells leads to progressive telomere shortening and cell death. HERBERT B., A.E. PITTS, S. I. BAKER, S. E. HAMILTON, W. E. WRIGHT, J. W. SHAY, D. R. COREY, Proc. Natl. Acad. Sci. USA, 1999; (96/25): 14276-14281.

DEPINHO R. A. et Telomerase activation reverses tissue degeneration in aged telomeredeficient mice. Nature 469, p. 102-106, January 2010. Published online 28 November 2010.

Gates, Elmer, „Physiologic Effects of the Emotions". The World Today, Vol. IV, No. 4 (April 1903), p. 486-490. Telomerase – Enzym der Unsterblichkeit, Elisabeth Blackburn, Biologieprofessorin an der University of California, San Francisco.

PONS*(Profile of Nonverbal Sensitivity) – der Harvard-Psychologe Robert Rosenthal hat gemeinsam mit Kollegen einen Empathie-Test entwickelt.

Pure Relaxation Hypnosis* (weiterführende Informationen können per E-Mail bei mir erfragt werden!) www.johnvincentblog.com

LeDoux: LeDoux (nach dem US-amerikanischen Neurowissenschaftler Joseph E. LeDoux) bezeichnet ein konditioniertes Netz als Zellensemble (cell assembly). Diese Zellverbände, die also das Gedächtnis der erlernten Auslöser bilden, sind somit „Aufzeichnungen" dessen, was wir gelernt haben. Sie sind quasi eine emotionale „Alarmdatenbank". Mit anderen Worten: Was wir sind und was wir tun, bestimmen wesentlich unsere Emotionen. Vgl. z. B. sein Buch „Netz der Gefühle: Wie Emotionen entstehen", dtv Verlag, München 2001.

REGISTER

1. Auflage 2015
© by Südwest Verlag, einem Unternehmen der Verlagsgruppe Random House GmbH, 81637 München.

Layout, Gesamtproducing: Astrid Reinbacher, E Design
Covergestaltung: *zeichenpool unter Verwendung von Motiven von: plainpicture/André Schuster (Gesicht) und shutterstock/slava17 (Knittereffekt)
Projektleitung: Dr. Harald Kämmerer
Redaktion: Jutta Christoph
Schlussredaktion: Claudia Fritzsche
Bildredaktion: Annette Mayer

Bildnachweis
Fotos: Blance, Isidre: 105 (CC-BY-SA- 4.0); Dollarphotoclub: 10/11 (Syda Production), 18 o. (Tyler Olsen), 23, 24 (stalkerstudent), 52 (Dan Race), 54/2 (tropper2000), 54/3 (Picture Partners), 54/4 (hjschneider), 66 (contrastwerkstatt), 70/71, 101 (HYPERLINK "http://www.shutterstock.com/gallery-1412440p1.html" gpointstudio), 111 (Stefan Balk), 117 (markfischer), 127 (fotofuerst), 129 (nelje); Fotolia: 13 (HYPERLINK "https://de.fotolia.com/p/200703909" \o "Das komplette Portfolio von E. Zacherl ansehen" E. Zacherl), 32 (HYPERLINK "https://de.fotolia.com/p/5096" \o "Das komplette Portfolio von marilyn barbone ansehen" marilyn barbone), 44 (HYPERLINK "https://de.fotolia.com/p/200942600" \o "Das komplette Portfolio von contrastwerkstatt ansehen" contrastwerkstatt), 63 (Kalim), 69 (anatchant), 118 (psdesign1), 126 (Goodluz); Fotostudio Brigitte Pfeiffer, Offenbach/M.: 72; Getty Images: 36 (HYPERLINK "http://www.gettyimages.de/search/photographer?family=creative&photographer=Visuals+Unlimited%2C+Inc.%2FGerald+%26+Buff+Corsi" Visuals Unlimited, Inc./Gerald & Buff Corsi); iStockphoto: 58 (princigalli), Kerr, Justin: 50; Panthermedia: 103 (jongjai jongkasemsuk); Plainpicture: 98/99 (Milena Boniek); Shutterstock: 14 (HYPERLINK "http://www.shutterstock.com/gallery-317038p1.html" hjochen), 17, 20/21 (HYPERLINK "http://www.shutterstock.com/gallery-64260p1.html" Syda Productions), 22 (Goodluz), 40 (HYPERLINK "http://www.shutterstock.com/gallery-711892p1.html" Yana Gayvoronskaya), 54/1 (HYPERLINK "http://www.shutterstock.com/gallery-999701p1.html" Hong Vo), 55 (HYPERLINK "http://www.shutterstock.com/gallery-559060p1.html" Yuriy Rudyy), 68 (HYPERLINK "http://www.shutterstock.com/gallery-74301p1.html" Spectral-Design), 100 (HYPERLINK "http://www.shutterstock.com/gallery-371512p1.html" Coprid), 107 (HYPERLINK "http://www.shutterstock.com/gallery-147031p1.html" Birgit Reitz-Hofmann), 112 (HYPERLINK "http://www.shutterstock.com/gallery-134434p1.html" My Good Images), 120 (Zerbor), 130 (HYPERLINK "http://www.shutterstock.com/gallery-1412440p1.html" gpointstudio); thinkstock: 9 (Yuri Arcurs)
Illustrationen: Lang, Gisela: 43, 47, 75, 76 u., 77, 79, 81, 82, 83, 85, 87, 96–97; Lieb, Claudia: 18 u., 25, 26, 28, 31, 33, 46, 48, 51, 53, 56, 59, 61, 76 o., 78, 89, 90, 91–94, 109, 121–123, 124, 132
Autorenfoto: Fotostudio Pfeiffer, Offenbach/M., Haare: Coiffeur Denis von „Göttlich Schön", Offenbach/M.

Lithografie: JournalMedia, München
Druck und Bindung: Tesinska Tiskarna a.s., Cesky Tesin
Printed in the Czech Republic

ISBN: 978-3-517-09375-8

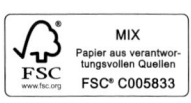

Verlagsgruppe Random House FSC® N001967
gedruckt auf dem FSC®-zertifizierten Papier *Profimatt*